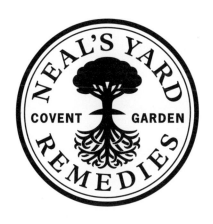

COMPLETE
MASSAGE

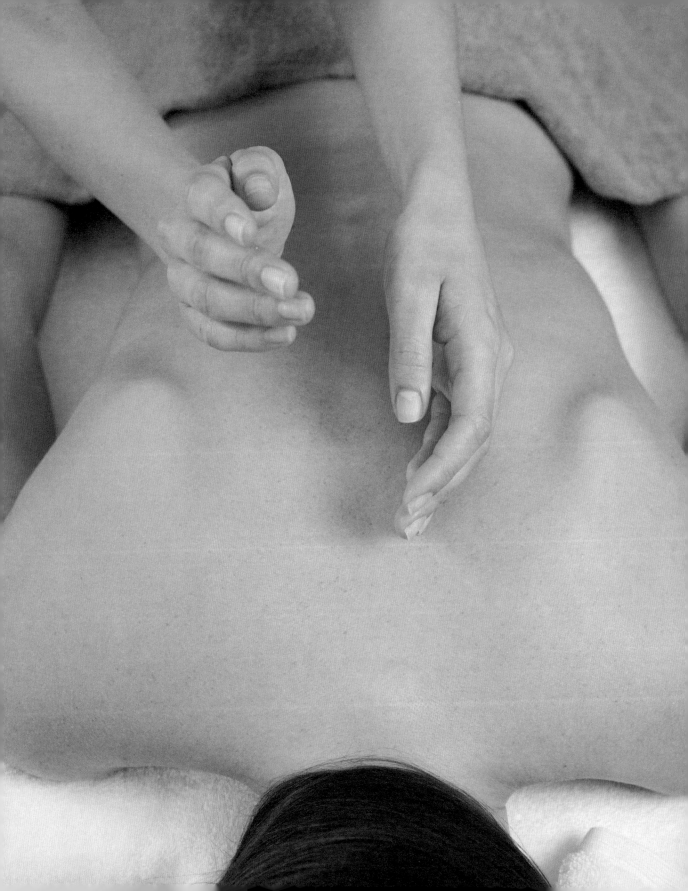

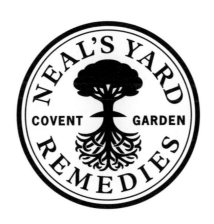

完全芳疗按摩指南

［英］维多利亚·普拉姆（Victoria Plum） ［英］妮古拉·莱顿（Nicola Leighton）
［英］弗兰·约翰逊（Fran Johnson） 著

刘方 译

中国轻工业出版社

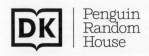

Original Title: **Neal's Yard Remedies Complete Massage**
Copyright © Dorling Kindersley Limited, 2019
A Penguin Random House Company

策划编辑：钟　雨　　责任终审：李建华
责任编辑：钟　雨　　责任校对：朱燕春
整体设计：锋尚设计　责任监印：张　可

出版发行：中国轻工业出版社（北京东长安街6号，邮编：100740）
印　　刷：鸿博昊天科技有限公司
经　　销：各地新华书店
版　　次：2021年9月第1版第1次印刷
开　　本：889×1194　1/16　印张：16
字　　数：350千字
书　　号：ISBN 978-7-5184-2773-4　定价：128.00元
邮购电话：010-65241695
发行电话：010-85119835　传真：85113293
网　　址：http://www.chlip.com.cn
Email：club@chlip.com.cn
如发现图书残缺请与我社邮购联系调换
191276S6X101ZYW

For the curious
www.dk.com

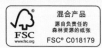

混合产品
源自负责任的
森林资源的纸张
FSC® C018179

图书在版编目（CIP）数据

完全芳疗按摩指南 /（英）维多利亚·普拉姆
（Victoria Plum），（英）妮古拉·莱顿（Nicola Leighton），
（英）弗兰·约翰逊（Fran Johnson）著；刘方译. — 北京：
中国轻工业出版社，2021.9
ISBN 978-7-5184-2773-4

Ⅰ.①完…　Ⅱ.①维…②妮…③弗…④刘…　Ⅲ.
①香精油—按摩—指南　Ⅳ.①R454.4-62

中国版本图书馆CIP数据核字（2019）第265200号

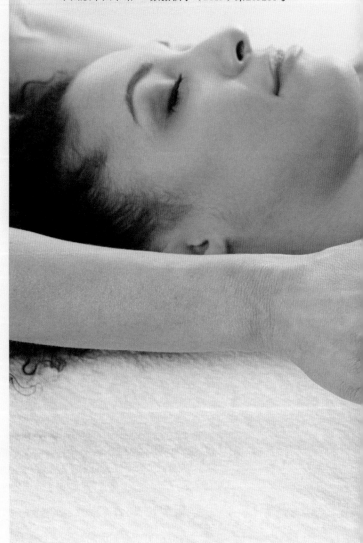

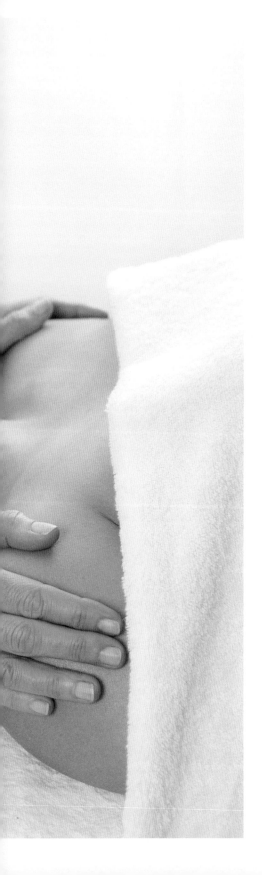

作者简介

维多利亚·普拉姆（Victoria Plum）是本书的顾问编辑。自1996年以来，她一直从事于芳香疗法与按摩的工作，却仍然感觉还有很多东西要去学习。维多利亚专注于精神与心理健康的研究，在工作中她不断开发并精进双手的能力，通过培训让自己成为一名专业的按摩师。从1999年开始，她一直在芳香教育学院（Tisserand Institute）执教。到2005年，学院关闭后，她受邀为NYR（Neal's Yard Remedies）①教授课程。维多利亚坚信，执业与传授好似两项相互启发、互惠互利的活动。

妮古拉·莱顿（Nicola Leighton）是由NYR（Neal's Yard Remedies）最初培训出来的一名专业的芳疗师和按摩师。她利用自己专业的芳疗知识和先进的按摩手法，如激痛点疗法，在自己的剑桥诊所为络绎不绝的客户有效地解决各种问题。妮古拉热爱为处于生命不同阶段的人们提供支持，找到帮助她们身心健康发展的方法。

弗兰·约翰逊（Fran Johnson）是一名富有激情的化妆品科学家和芳疗师。自2006年以来，她一直是NYR（Neal's Yard Remedies）产品开发团队中的一员，研发对健康及疗愈有效的配方产品。她撰写并教授了NYR（Neal's Yard Remedies）的很多课程，包括芳香疗法、天然香氛及化妆品制作。

① 世界著名有机生活倡导品牌。——译者注

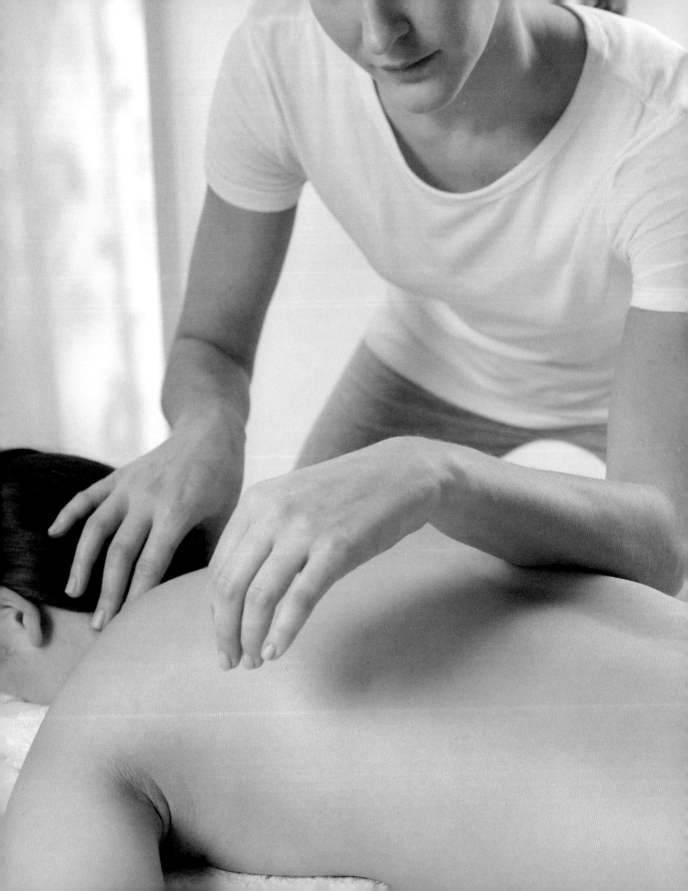

目 录

前　言

希波克拉底（Hippocrates）——"医药之父"——在谈到按摩及其作为医生一项技能的重要性时，讲到，"医生必须在很多事情上都有经验，尤其是在按摩上，一定要有经验。"他坚持认为，按摩不仅可以放松紧绷的肌肉，还可以使僵硬无力的肌肉变得柔韧起来。据通过调整动作的不同类型和速度，按摩可以让人宁静放松，也可以让人热情澎湃、活力四射。

关于医学的文字记载，要追溯到几千年以前的一些古老的地区，如印度、中国和埃及。这些记载给我们介绍了按摩以及按摩在保持健康和幸福方面的作用。

尽管如此，我们并不能将按摩看作是一种古老而神秘的传统。有大量确凿的证据表明了触摸的重要性，尤其是在哺乳动物身上。哺乳动物的舌头在清洁新生儿的同时也进行着"按摩"，快速启动了新生儿多个身体系统的健康功能。一项针对纤弱早产儿的研究表明，在保育箱中被温柔抚摩的婴儿，比只接受基本医疗护理的婴儿，能够更快地达到正常的新生儿体重。

我们是动觉型生物，天生就能感知我们的身体，知道它们是如何运动的。皮肤是我们最大的感觉器官。就连我们的语言也在表明，触摸（touch）可以对我们产生深远的影响。当我们被人正面感动时，我们会说他们的言语、举止或行为触动（touch）了我们；而当出现负面情况时，如出现可怕的或可疑的现象，我们可能会说它"让我们起鸡皮疙瘩"。

我们本能地用触摸惠及彼此，也惠及我们自己。我们会揉搓自己紧绷的肌肉，在头痛时会按摩疼痛的头部，当撞到物体时会按揉被撞到的四肢来缓解疼痛。在对待他人时，我们用身体的碰触来表达安慰。当朋友、孩子、父母或爱人正处于痛苦之中时，我们会本能地轻抚他们的肩膀或手臂，告诉他/她，"我看见了你，我听见了你，我在乎着你。"

"我们本能地用触摸惠及对方，
也惠及自己，去缓和、减轻
疼痛，表达安慰。"

然而，在这样一个联系日益虚拟化的、习惯于自动语音播报的世界里，对于人类社会那些美妙却凌乱的事物，我们感到越来越不适应。当然，并不是所有的触摸都是受欢迎的，但对不适触摸的恐惧，以及取代人类交易的人机交易，正在削弱我们触摸和被触摸的能力，而这种触摸正是我们与本性联结的方式。

按摩是一项相互活动，而不仅仅是由一个人（给予者）对另一个人（接受者又称顾客）的付出。如果我们用自己的手或前臂按摩某人的背部，那么反过来，我们的手和前臂也在被对方的背部按摩着。那么，在这里，是谁在给予恩惠？又是谁在接受恩惠？是谁在倾听与感受触摸的品质？又是谁在通过触摸的品质传递信息？

当然，按摩作为一项艺术与科学，是我们要去熟练掌握的一门技艺，尤其是如果我们想要成为按摩执业资格师，我们确实需要熟练它。所以，我们希望这本书可以激发、教育并赋能每一位读者。它为初学者提供了一套手法和治疗思路的"工具包"，同时还可以激发有经验的按摩师探索进一步的培训。同样，或许也是更重要的，我们希望它能激发非专业人士的灵感，让她们双手涂上按摩油，缓解朋友肩膀的疼痛，安抚孩子腹部的绞痛，减轻自己小腿的酸痛，或者用自我按摩的方法帮助自己提亮暗沉的肤色，而不只是涂抹面霜！

能够从按摩这门艺术中受益的，并不只有医生——而是我们所有人！

维多利亚·普拉姆（Victoria Plum）

新手入门

按摩远不只是一套手法。为了让你理解执业的复杂性，并让你的按摩融入实际环境，了解身体的主要结构和系统，学习如何做准备，是很必要的，因为这会让你的工作具有深度与意义。这一部分将对解剖学和生理学的简要介绍，会为你提供方便的初步参考；芳香疗法的概述会向你展示这套整体艺术与按摩相结合的疗愈潜力。本书中的小贴士和清单，可以确保你做好物品和装备上的准备，以及身体上和精神的准备。更重要的是，这里还有安全行为指南，会给你必要的建议，保护你和顾客，确保你工作的完整性。

按摩的好处

触摸是一项强大而基本的人类本能，能带给人们安心与舒适。在按摩疗法中，触摸不仅可以放松全身，还可以提供一系列对健康有益的疗愈——虽然主要受益者是接受者，但给予者也能从中受益。每一种按摩疗法都能从整体层面带给人们身体和精神的释放与解脱，提升人们的整体幸福感。

按摩如何帮助身体

按摩疗法对身体有诸多益处。在生理层面，它有助于改善身体系统的功能（第18~23页），也可以用来针对特定的情况，缓解具体的症状。

按摩最显著的好处之一是对血液和淋巴循环的刺激作用，这种刺激会反过来帮助全身组织中氧气的摄入，将营养分配到每个细胞，并支持废物的有效清除。促进按摩区域的局部循环也会起到一个暖化的作用，能够有效缓解肌肉紧绷和慢性疼痛。总的来说，血液循环的改善会对我们的身体健康产生深远的影响。

按摩的放松效果也有助于维持健康的血压，释放身体的压力，刺激并增强免疫系统，帮助身体建立对疾病的抵抗力，提高抗感染的能力。

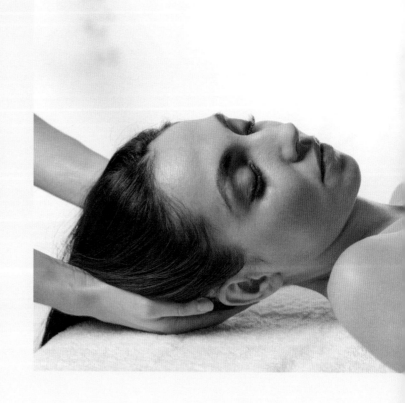

按摩的另一个主要好处是，它能提升身体的运动能力和弹性。通过改善肌肉张力，增强身体意识，拉伸肌肉组织，按摩改善了身体的运动能力，提升了运动的表现，并修正了运动的姿势，从而确保身体内部器官拥有足够的空间来维持最佳运行状态。

按摩也可以用来处理特定的诉求。例如，某些手法可以帮助缓解肺淤血，并通过放松紧张的呼吸肌来改善肺活量。此外，按摩腹部可以通过改善肠道蠕动（一种让废物通过大肠的波浪状收缩）的过程来促进消化，同时还有助于缓解胀气、便秘和婴儿肠绞痛的症状。

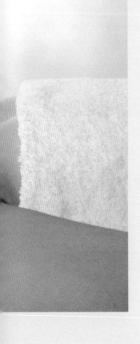

深度放松 *按摩是一种真正的整体疗愈。它能放松身心，帮助疗愈身体，改善健康状况。*▼

保持健康

更重要的是，按摩也可以作为一种预防措施。按摩可以通过缓解肌肉紧张，帮助身体放松，防止身体疼痛，并从心理上释放紧张感，避免由此产生的身体症状。

按摩这种整体疗法带来的好处，能够对给予者和接受者的健康与幸福产生深远的影响。

一套整体疗法

在当下忙碌的世界里，照顾我们的心理健康变得越来越重要。优先安排时间给身心充电，补充天然资源，是平衡身体能量和管理压力的关键。

按摩不仅有提振精神的功效——部分原因是触摸可以提升体内催产素、血清素和多巴胺的水平，这些都是让人产生良好感觉的激素——而且还能提升自尊，促进身心的和谐与平衡，有效地减轻压力。所有这些因素，使得按摩能够很好地缓解焦虑和抑郁的症状，让睡眠宁静而优质，从而提升我们的舒适感和幸福感。

带给执业者的好处

按摩的强大效果为施予者和接受者都带来了好处。作为一名执业资格师，你可以将按摩发展成一种深入的冥想练习，因为你知道如何进入到一种专注的放松状态，让你既可以强化自己的练习，又能引导接受者进入你营造的深度放松中去。通过这种方式，在按摩中使用触摸的力量，可以促进内在的平静，提升幸福感，并将这种幸福感延续到日常生活之中。

对执业资格师而言，按摩也会带来一种精神层面的刺激，因为你可以享受源自学习和技能精进的成就感。在身体方面，你需要学习如何改善姿势，正确分配力度，让动作行云流水，以避免损伤自己的身体。所有这些，都将对你个人的整体健康与幸福，产生非常积极且持久的影响。

认识身体

了解解剖学和生理学的基本知识，会让我们的按摩更专业。认识肌肉骨骼系统——肌肉的位置以及它们是怎样附着在骨骼和关节上的，这是关键。此外，了解其他身体系统是怎么运作的，皮肤的结构，以及如何定位重要器官，将有助于指导你的实际操作。

肌肉骨骼系统

人体有两种肌肉：被动肌，如心肌，这种肌肉不受即时意识控制；主动肌或骨骼肌，如腿部肌肉，可以跟随我们的意愿进行运动。骨骼肌由肌肉和神经纤维组成，由结缔组织紧紧束缚在一起，被纤维腱附着在骨骼上。肌肉和骨骼一起，为我们的身体塑形，并赋予我们运动的能力。

肌肉以组为单位进行运动，回应来自大脑的信号。收缩运动中，肌肉变短，肌纤维相互滑向彼此；当肌肉收缩，产生运动时，其拮抗肌会松弛，产生稳定和平衡。

按摩的作用

肌肉的正常活动需要氧气和葡萄糖，并排出废物，如在长时间或剧烈运动中产生的乳酸。如果肌肉没有得到足够放松，废物将会堆积，让循环和营养成分的摄取变缓，从而导致肌肉僵硬。推动软组织让它们放松，可以增加

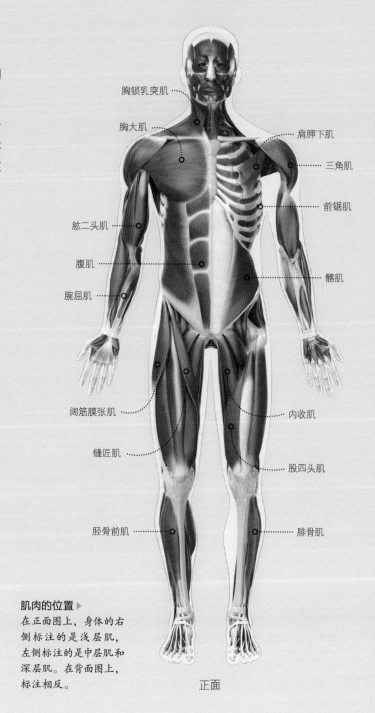

胸锁乳突肌
胸大肌
肩胛下肌
三角肌
前锯肌
肱二头肌
腹肌
髂肌
腕屈肌
阔筋膜张肌
内收肌
缝匠肌
股四头肌
胫骨前肌
腓骨肌

肌肉的位置 ▶
在正面图上，身体的右侧标注的是浅层肌，左侧标注的是中层肌和深层肌。在背面图上，标注相反。

正面

血流量，使氧气和营养成分到达整个组织，让诸如乳酸之类的废物得以排出。这样就可以修复并巩固肌肉，缓解疼痛和僵硬，增加关节的活动范围，提升弹性，减少受伤的风险。缓解肌肉的紧张还可以校准身体中线，从而改善姿势。

关节和肌腱

关节是指骨骼的结合处，它让骨骼拥有了弹性。肌腱和韧带附着在关节囊上，如肩部和臀部，或直接附着在骨骼上，如膝盖和肘部，让这些部位可以活动。软骨存在于骨骼之间，使骨骼在滑液的缓冲保护下免受摩擦损伤。

按摩的作用

通过刺激循环按摩可以滋养关节，促进关节的复原，预防退行性疾病。按摩还可以缓解肌腱和韧带的紧张，提升关节的活动能力和活动范围。

筋膜

筋膜是一层纤维结缔组织，是一层覆盖在每个身体结构上的连续且紧实的网状物。健康的筋膜是放松的、波浪状的，可以自由伸展和运动，但人们在经受生理或心理创伤、结疤、炎症，或进行重复性动作后，筋膜会变厚，失去柔韧，变得僵硬，从而导致活动受限，产生疼痛。

按摩的作用

深层组织按摩可以舒展筋膜，疏通阻碍能量流经全身的粘连部位。

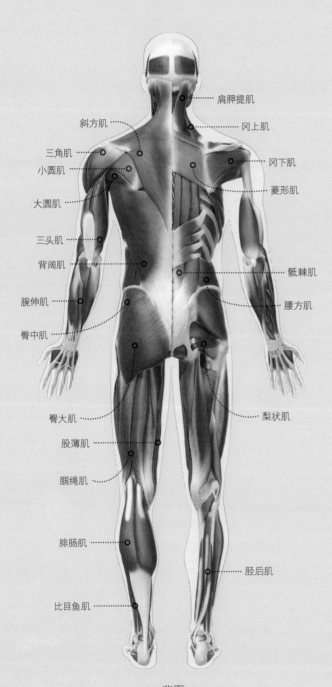

肩胛提肌
斜方肌
三角肌
小圆肌
大圆肌
三头肌
背阔肌
腕伸肌
臀中肌
臀大肌
股薄肌
腘绳肌
腓肠肌
比目鱼肌

冈上肌
冈下肌
菱形肌
骶棘肌
腰方肌
梨状肌
胫后肌

背面

神经系统

神经系统是身体的控制中心，负责向身体的各部位发送信号并接收来自身体各部位的信号。在神经系统内部，有不同的分区。其中，中枢神经系统（CNS）包括脑和脊髓。神经从脊髓分支出去，形成周围神经系统（PNS），来处理传入的感觉信息。

在自主神经系统（ANS）中，有一部分会与中枢神经系统和周围神经系统重叠。自主神经系统有自己的神经链，调节被动肌、心肌和某些腺体，通常不受我们意识的控制。在自主神经系统内部，还有进一步的划分。其中，交感神经系统负责激活人体的"战斗、逃跑和冻结"反应或应激反应，而副交感神经系统负责管理身体在修复期间能量的保存和恢复。我们的身体一直在努力平衡神经系统的这两种反应。

按摩的作用

按摩时，皮肤中的神经受到刺激，开始对中枢神经系统产生作用，进而激活了负责身体修复功能的副交感神经系统。于是，应激反应被抑制，身体开始启动修复功能，帮助平衡能量，促进放松。

这种放松的状态有助于优化身体各系统的功能，帮助它们有效地运作。例如，当循环系统（第21页）得到支持并顺利运行时，可以有效地滋养身体各组织；同样，肝脏和淋巴系统（第22页）在不受压力影响的情况下，能有效地代谢废物并将其运输到体外。

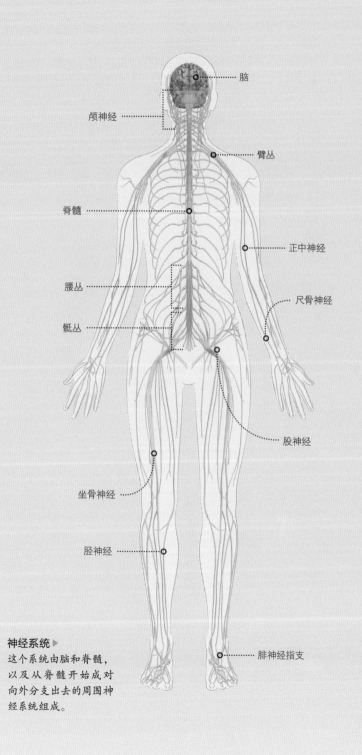

脑
颅神经
臂丛
脊髓
正中神经
腰丛
尺骨神经
骶丛
股神经
坐骨神经
胫神经
腓神经指支

神经系统 ▶
这个系统由脑和脊髓，以及从脊髓开始成对向外分支出去的周围神经系统组成。

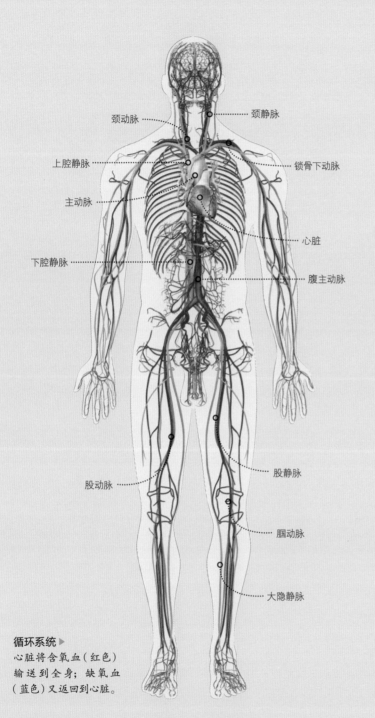

颈动脉

颈静脉

上腔静脉

锁骨下动脉

主动脉

下腔静脉

心脏

腹主动脉

股动脉

股静脉

腘动脉

大隐静脉

循环系统▶
心脏将含氧血（红色）
输送到全身；缺氧血
（蓝色）又返回到心脏。

循环系统

这是身体的运输枢纽，把氧气和营养带到全身的组织和细胞，并收集毒素和废物，将它们排出体外。

按摩的作用

按摩能增加局部的血流量。局部按摩有助于刺激这个部位的血液循环，血液会涌向该部位，补充这里的营养和氧气，并带走毒素。这样又反过来刺激了红细胞和白细胞的生成，增加细胞的数量，并促进细胞修复。此外，健康的循环还有助于降低高血压和脉搏率。

"按摩身体的某个特定部位可以促进局部循环，让营养和氧气跟随血液到达这个部位。"

扁桃体

胸导管

腋窝淋巴结

脾脏

乳糜池

腹股沟淋巴结

淋巴结

淋巴管

淋巴系统 ▲
从组织中流出的淋巴液，在淋巴结中得到过滤，然后返回到循环系统。

淋巴系统

这种细管（淋巴管）系统和淋巴结遍布全身，是免疫系统的关键，在对抗感染、消灭不正常细胞或老旧细胞以及帮助清除废物方面发挥着重要作用。和血液循环一样，淋巴管分支到人体各部位。不同的是，淋巴管运输的并不是血液，而是一种含有抗感染功能的白细胞的无色液体，称为淋巴液。

按摩的好处

淋巴系统没有一个"泵"来循环它的液体，所以，按摩有助于刺激它的循环，加速废物的清除，帮助防止受伤或手术后的肿胀，强化免疫系统的功能。

皮肤

皮肤作为人体最大的器官，发挥着重要的感觉作用。当被触摸时，皮肤上成千上万个微小的神经感受器通过中枢神经系统向大脑传递信息（第20页）。大脑解读这些信息，并将其反馈给肌肉。

皮肤
它有两层：外层表皮和深层真皮。其中有帮助控制温度的血管，还有腺体、汗腺管和神经末梢。▼

毛发

表皮具有防护的功能

神经感受器

汗腺管

深层真皮含有丰富的神经末梢、血管和腺体

毛细血管

立毛肌

皮脂腺

汗腺

皮下脂肪层

皮肤由表皮（浅层）和真皮（一层较厚的结缔组织）组成。表皮更坚固，更具防水功能，通过产生色素、提供免疫反应和感知触觉来保护皮肤和皮下组织。真皮是由结缔组织构成的纤维层，含有胶原蛋白和弹性蛋白，让皮肤拥有弹性。真皮中还含有丰富的触觉感受器或微感受器，对触摸很敏感。

按摩的作用

按摩会触发内啡肽的释放。内啡肽是我们的天然止痛剂，它会向神经系统传递信息，让身体放松。按摩还能促进皮肤的血液流动，刺激汗腺，从而帮助身体排除毒素。真皮的皮脂腺也会在按摩中受到刺激，帮助生成皮脂来润滑肌肤。另外，按摩可以刺激血液循环，血液增加对皮肤的营养供应，改善肤质，提升弹性，帮助坏死细胞的脱落，自然去死皮。除此之外，在按摩中，植物油也会提供必要的脂肪酸，帮助滋养并"喂饱"肌肤。

主要器官

心脏、肺、肝脏和胃等主要器官由自主神经系统控制（第20页），被胸腔保护在身体内部。这些器官是各种身体系统的重要组成部分，由循环系统负责提供氧气和营养。

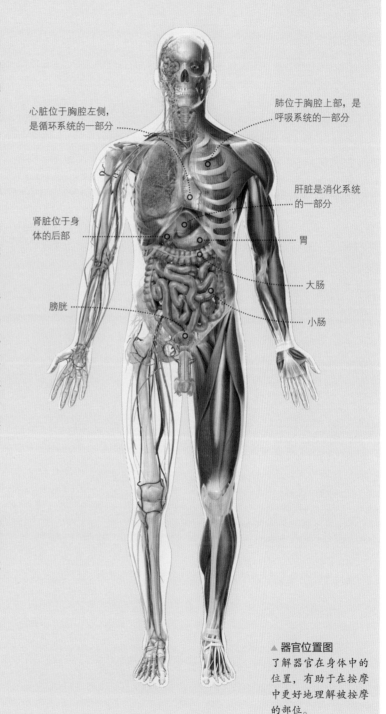

心脏位于胸腔左侧，是循环系统的一部分

肺位于胸腔上部，是呼吸系统的一部分

肝脏是消化系统的一部分

肾脏位于身体的后部

胃

大肠

小肠

膀胱

▲ 器官位置图
了解器官在身体中的位置，有助于在按摩中更好地理解被按摩的部位。

芳香疗法入门指南

芳香疗法是一种使用精油的疗愈方法，在身体整体改善方面有着悠久的历史，它会为身体和心灵带来和谐与平衡。精油是从植物中提取的浓缩而芳香，且具有挥发性的精华。我们可以针对特定诉求，或者只是为了更加健康，依据精油的特性来选择合适的精油。当与按摩相结合时，精油能够有效提升按摩的疗愈效果。

精油的作用

每一种植物都含有自己独特的精油。精油由芳香族化合物组成，人们认为这些化合物在植物的生存中扮演着重要的角色，可以抵御捕食者，吸引授粉者。当精油从植物中提取时，它们以浓缩的形式凝聚了这些化合物，承载了植物的精华和芳香，并延续了其疗愈功能。

精油可以从植物的各个部分提取，包括浆果、叶片、花朵、树皮、根部、果皮和果实。当你闻到玫瑰的香气，或者将柠檬切片时，你吸入的其实就是精油。大多数精油是采用蒸馏法或机械压榨法提取的。

品质保证

购买精油一定要选择信誉良好的渠道。最好是选择不含合成肥料、杀虫剂及除草剂的有机精油。

精油里有什么

每一种精油都可能含有数百种不同的成分，每一种成分都对它的功效和香气产生了贡献。有些成分占主导地位，往往会导致精油的香气中带有它的明显特征，并决定精油的主要功效；而另外一些成分在精油中相对次要，或者被称作微量元素。尽管如此，所有成分一起作用产生协同效果，也就是说，复合成分的效果比单一成分要好得多。因此，虽然我们可以通过分离一种精油的主要成分，混合其他物质来制造一种类似的香气，但是这种合成的香气会缺乏天然精油的复杂性和魅力，更不用说它们的功效了。

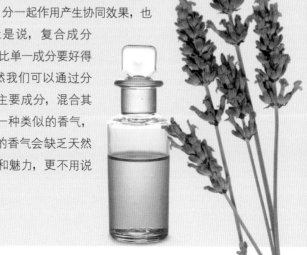

"当在按摩中使用调配油时，精油能够增强按摩的整体效果。"

在按摩中使用的精油

嗅觉是我们最强大的感官之一，但却是未被充分利用的感官。身体对气味的反应是在负责处理情绪和记忆的大脑边缘区域进行的，这就解释了为什么某些气味可以引发强烈的心理或身体反应。当我们吸入香气时，会触发神经系统的反应，影响我们的情绪，唤醒情感，缓解压力（或者，如果这种气味记忆是负面的，就会引起压力）。

芳香疗法是最容易实现，且使用最广泛的自然疗法之一，而精油的整体功效尤其适用于与现代生活相关的症状，如压力、焦虑和抑郁。精油在按摩中可以起到很大的作用，它们不仅可以通过吸入，迅速刺激前脑的嗅觉中枢，还可通过透皮吸收，在全身血液中循环，支持并增强按摩的放松、提振和修复效果。

按摩师会根据顾客的特殊需求来选择精油，以便发挥精油固有的特性，提升按摩的整体功效。例如，具有温热、镇痛和消炎作用的精油，可以用来帮助缓解肌肉疼痛；用具有活化功效的精油按摩，可以刺激迟滞的循环；具有镇静和舒缓作用的精油，可以促进放松，提高睡眠品质，帮助解决失眠或压力等问题。由于精油是高度浓缩的植物精华，所以在用于皮肤之前必须稀释（第26页）。

安全使用精油

当您使用浓缩的精油时，请遵循以下指南。

- 如果精油直接洒到了皮肤上，先用基础油稀释，再用肥皂水清洗。
- 如果精油进入眼睛，用牛奶或大量冷水冲洗眼睛，并寻求医生建议。
- 使用皮肤过敏测试确定敏感性。将少量稀释过的精油（按你想用的比例，第27页）涂在内肘处，如果在24小时内没有出现红肿或感觉刺激，就可以在更大的区域使用。由于在按摩期间无法进行这个测试，因此，要在按摩开始时就确认皮肤是否敏感。如果敏感，就要使用无刺激性的精油（第28页）。
- 把精油放在儿童接触不到的地方。
- 一些精油是可燃的，所以要远离蜡烛、明火以及任何形式的火源。

调配精油

精油高度浓缩的特性意味着这些天然的萃取物在涂抹于皮肤之前，需要用基础油或载体油进行稀释（第27页表）。基础油除了能稀释精油，还有助于分散精油，形成一种容易在皮肤上延展的调配油。

基础油

这些油都有自己的特点和芳疗价值，所以熟悉它们的特性，有助于选择符合你按摩需求的基础油。在选择基础油时，要考虑诸如接受者的皮肤类型和敏感性等因素，还要考虑基础油本身是否具有针对某特定诉求的功效。

· 轻油，如杏仁油、葡萄籽油和椰子油，是很好的全能油，适合敏感性皮肤，但对于患有过敏症的人，应避免使用坚果类基础油。杏仁油富含滋养肌肤的维生素E，且吸收缓慢，是按摩油的热门选择。葡萄籽油是一种无味的油，具有轻盈、用后不油腻及润肤的特性，适用于各种过敏性皮肤。椰子油呈半固态，但在体温下会液化，是一种轻盈而易吸收的油，可以滋润干燥的皮肤。

· 较重的油，如鳄梨油、荷荷巴油和摩洛哥坚果油，营养丰富，尤其擅长保湿。鳄梨油富含脂肪酸和维生素A、维生素D和维生素E，有助于改善粗糙的皮肤。荷荷巴油实际上是一种蜡，在室温下呈现液态；它的蜡质特性有助于锁住皮肤中的水分。摩洛哥坚果油富含脂肪酸和维生素E，是干燥皮肤的很好选择。

· 具有特殊功能的油，包括浸泡油（浸泡过植物的油），如金盏花油，可舒缓受刺激的皮肤；山金车油，它的功能特性非常适合处理运动损伤；还有印楝油，具有抗菌、消炎的功效。

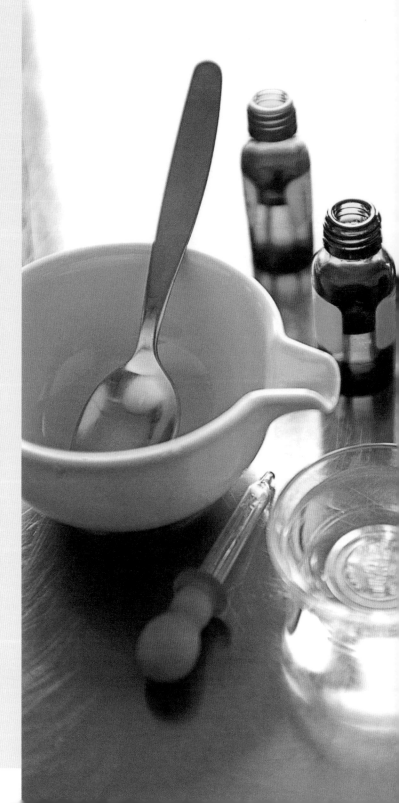

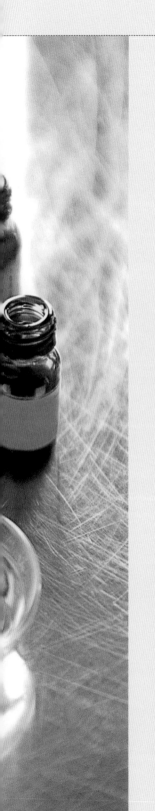

> *"精油是一种高度浓缩的物质，在按摩中，将精油涂抹到皮肤上之前，需要先用基础油做稀释处理。"*

调油指南

　　全身按摩时使用约30毫升基础油，面部或局部按摩时使用15毫升基础油。用基础油稀释精油时，请遵循如下指南。

- 老年人、儿童或面部用油，稀释精油浓度为1%。
- 普通皮肤用油，稀释精油浓度为2.5%。
- 局部用油，稀释精油浓度为5%。

　　下表针对不同按摩用途及不同皮肤类型，给出了稀释的精油浓度示例。

精油的储存

　　精油需要小心储存，以保护其娇贵的功效特性。

- 将精油储存在带有可密封盖子的无菌玻璃瓶或不锈钢瓶中。深色玻璃瓶是最好的选择，因为紫外线会降低精油的品质。要避免使用塑料容器，因为随着时间的推移，精油会与塑料发生反应。
- 将精油放在阴凉、避光、避热的地方。
- 做一个标签，注明精油开启的日期。

添加至基础油中的精油滴数			
基础油	10毫升/2茶匙	15毫升	30毫升
调配用于娇嫩肌肤或脸部的油	2滴	3滴	6滴
调配用于全身的油	5滴	7~8滴（浓度2.5%是7.5滴）	15滴
局部用油	10滴	15滴	30滴

用于按摩的主要精油

当你想在按摩中使用精油时，你可能希望能有一套核心精油作为基础，由此开始逐渐熟悉不同精油的特性，练就一手过硬的调配技能。这里我们列出了25种精油，涵盖了一系列芳疗功效，可以构成你芳香按摩的执业基础。清单中还列出每种精油的特性及推荐用法。在推荐的稀释浓度内使用，这些精油是安全的（第27页），除非另有说明。不要在怀孕期间使用精油，除非在有资质的芳疗师的指导下使用。

罗马洋甘菊 CHAMOMILE ROMAN
Anthemis nobilis
主要功能：放松、抗痉挛、消炎
用途：
- **心理**：失眠、易怒、焦虑
- **皮肤**：皮肤瘙痒、发炎
- **肌肉骨骼**：肌肉酸胀、疼痛、炎症
- **消化**：肠胃痉挛、腹绞痛、肠易激综合征
- **女性健康**：痛经、经前综合征

乳香 FRANKINCENSE
Boswellia carterii
主要功能：整体滋补、振奋
用途：
- **心理**：焦虑、抑郁、慢性疲劳、疲惫、压力、注意力不集中
- **皮肤**：改善肤色、面部护理
- **肌肉骨骼**：压力相关的疼痛、纤维肌痛
- **呼吸**：慢性呼吸无力、淤血、哮喘

依兰依兰 YLANG YLANG
Cananga odorata
主要功能：振奋、镇定
用途：
- **心理**：焦虑、抑郁、易怒、压力
- **皮肤**：各种肤质、痤疮、面部护理
- **循环系统**：压力相关的高血压、心悸
- **安全性**：如果对强烈的气味敏感，会引起头痛

大西洋雪松 CEDARWOOD ATLAS
Cedrus atlantica
主要功能：平衡、暖化、滋补
用途：
- **心理**：焦虑、抑郁、神经紧张、疲惫
- **免疫**：免疫力下降、慢性疲劳
- **皮肤**：油性皮肤、痤疮
- **淋巴系统**：淋巴管淤塞
- **呼吸系统**：慢性黏膜炎、哮喘

橙花 NEROLI
Citrus aurantium var.amara
主要功能：放松、提神、振奋
用途：
- **心理**：焦虑、抑郁、失眠、压力和紧张
- **皮肤**：各种肤质、面部护理、妊娠纹和疤痕
- **消化**：压力相关的消化问题、肠易激综合征

佛手柑 BERGAMOT
Citrus bergamia
主要功能：平衡、振奋
用途：
- **心理**：情绪波动、焦虑、抑郁
- **免疫**：助益免疫
- **皮肤**：干性或油性皮肤
- **消化**：消化不良、嗳气
- **注意事项**：可以使用不含呋喃香豆素的佛手柑精油，以避免阳光照射带来的问题

柠檬 LEMON
Citrus limonum
主要功能：清洁、提神、振奋
用途：
- **心理**：抑郁、易怒、嗜睡、紧张性头痛
- **免疫**：免疫力下降、康复期
- **皮肤**：油性皮肤、痤疮
- **淋巴系统**：淋巴管淤塞
- **消化**：消化迟缓
- **安全性**：用量要不超过2%——光毒性（第244页）

橘 MANDARIN
Citrus nobilis
主要功能：舒缓、抗痉挛
用途：
- **心理**：焦虑、失眠、易怒
- **皮肤**：油性皮肤、妊娠纹
- **淋巴系统**：淋巴管淤塞
- **消化**：消化迟缓，与压力相关的消化问题

玫瑰草 PALMAROSA
Cymbopogon martinii
主要功能：平衡、调和、降低体温
用途：
- **心理**：焦虑、压力、易怒、疲惫、紧张性头痛
- **皮肤**：各种肤质、痤疮、皮肤发炎、面部护理
- **循环系统**：心悸
- **消化**：消化不良、肠胃痉挛、腹绞痛

豆蔻 CARDAMOM
Elettaria cardamomum
主要功能：振奋、放松、暖化、滋补
用途：
- **心理**：焦虑、抑郁、神经衰弱、疲劳
- **免疫**：免疫力下降、慢性疲劳、康复期
- **呼吸系统**：慢性呼吸阻塞
- **消化**：肠胃痉挛、腹绞痛、肠易激综合征、食欲不振、消化不良

蓝胶尤加利 EUCALYPTUS
Eucalyptus globulus
主要功能：抗菌、杀菌、激励
用途：
- **心理**：疲劳、注意力不集中、与鼻窦相关的头痛
- **肌肉骨骼**：肌肉和关节疼痛、关节炎
- **呼吸系统**：呼吸道感染、阻塞

杜松 JUNIPER
Juniperus communis
主要功能：暖化、激励、排毒
用途：
- **心理**：嗜睡、紧张
- **皮肤**：油性皮肤、痤疮
- **肌肉骨骼**：肌肉和关节疼痛、关节炎
- **循环系统**：循环不良、手脚冰冷
- **淋巴系统**：淋巴管淤塞、水潴留

真实薰衣草 LAVENDER
Lavandula angustifolia
主要功能：平衡、镇定
用途：
- **心理**：易怒、焦虑、抑郁、失眠、受打击、压力、神经紧张、头痛
- **皮肤**：所有肤质、痤疮、皮肤瘙痒和发炎、疤痕和妊娠纹
- **肌肉骨骼**：肌肉和关节疼痛、坐骨神经痛
- **呼吸系统**：哮喘、胸闷、咳嗽
- **女性健康**：痉挛、经前综合征、更年期症状

山鸡椒 MAY CHANG
Litsea cubeba

主要功能: 放松、滋补、振奋
用途:
- **心理:** 抑郁、疲劳、嗜睡
- **免疫:** 免疫力下降、慢性疲劳
- **皮肤:** 油性皮肤、痤疮
- **肌肉骨骼:** 压力引起的肌肉疼痛、纤维肌痛
- **循环系统:** 压力引起的心悸
- **呼吸系统:** 哮喘
- **消化:** 消化不良、肠胃痉挛、腹绞痛
- **安全性:** 儿童及皮肤敏感者使用时,请不要超过2%。建议使用前进行皮肤过敏测试

胡椒薄荷 PEPPERMINT
Mentha piperita

主要功能: 先降低体温再升高体温、提神、激励
用途:
- **心理:** 疲劳、注意力不集中、与鼻窦相关的头痛
- **肌肉骨骼:** 肌肉和关节疼痛、关节炎、扭伤和拉伤
- **循环系统:** 循环不良
- **呼吸系统:** 上、下呼吸道感染及阻塞
- **消化:** 肠胃痉挛、腹绞痛、肠易激综合征、消化迟缓
- **安全性:** 如果皮肤敏感,使用时不要超过1%

甜马郁兰 SWEET MARJORAM
Origanum marjorana

主要功能: 镇痛、强化、放松
用途:
- **心理:** 焦虑、失眠、疲惫、紧张性头痛
- **肌肉骨骼:** 肌肉和关节痛、纤维肌痛
- **循环系统:** 压力引起的心悸
- **呼吸系统:** 胸闷、哮喘
- **消化:** 消化不良、肠胃痉挛、腹绞痛

天竺葵 GERANIUM
Pelargonium graveolens

主要功效: 降低体温、滋润、平衡
用途:
- **心理:** 情绪波动、焦虑、抑郁
- **皮肤:** 平衡所有肤质、面部痤疮护理
- **消化:** 与压力相关的消化问题
- **女性健康:** 经前综合征和更年期症状

欧洲赤松 PINE
Pinus sylvestris

主要功效: 抗菌、增加活力、暖化
用途:
- **心理:** 神经衰弱、坐骨神经痛
- **肌肉骨骼:** 肌肉和关节疼痛、关节炎、扭伤和拉伤
- **循环系统:** 循环不良、手脚冰冷
- **呼吸系统:** 急性感染
- **安全性:** 对于敏感性皮肤者,用量宜在2%以下

黑胡椒 BLACK PEPPER
Piper nigrum

主要功效: 暖化、激励、增加活力
用途:
- **心理:** 疲惫、坐骨神经痛
- **免疫:** 免疫力下降、康复期
- **肌肉骨骼:** 肌肉和关节疼痛、关节炎
- **循环系统:** 循环不良、手脚冰冷
- **呼吸系统:** 咳嗽、胸闷
- **安全性:** 不得用于面部护理

广藿香 PATCHOULI
Pogostemon cablin

主要功效: 平衡、强化
用途:
- **心理:** 焦虑、神经衰弱、压力
- **免疫:** 免疫力弱
- **皮肤:** 油性皮肤、痤疮、疤痕、妊娠纹
- **淋巴系统:** 淋巴管淤塞

- **消化:** 消化迟缓、压力相关的问题、肠易激综合征

大马士革玫瑰 ROSE
Rosa damascena

主要功能: 放松、降低体温、滋补
用途:
- **心理:** 焦虑、抑郁、压力
- **皮肤:** 干性、成熟、敏感或发炎皮肤、面部护理
- **消化:** 消化迟缓,尤指压力相关的消化迟缓
- **女性健康:** 经前综合征、更年期症状

迷迭香 ROSEMARY
Rosmarinus officinalis

主要功能: 激励、暖化、镇痛
用途:
- **心理:** 嗜睡、注意力不集中、抑郁、头痛
- **肌肉骨骼:** 肌肉和关节疼痛、关节炎
- **循环系统:** 循环不良、手脚冰冷
- **消化:** 消化迟缓、肠胃痉挛、腹绞痛
- **女性健康:** 痛经
- **安全性:** 如果精油不是出自一个有信誉的来源,要小心癫痫

沉香醇百里香 THYME LINALOOL
Thymus vulgaris CT linalool

主要功能: 暖化、抗菌、滋补
用途:
- **心理:** 疲惫、压力、紧张、抑郁
- **免疫:** 免疫力下降、慢性疲劳、康复期
- **肌肉骨骼:** 肌肉和关节疼痛、关节炎、拉伤和扭伤、肌肉无力、失去张力
- **呼吸系统:** 感染、慢性呼吸阻塞
- **消化:** 肠胃痉挛、腹绞痛、肠易激综合征、食欲不振、消化迟缓
- **安全性:** 使用有可靠来源的精油

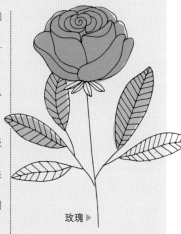

玫瑰 ▶

岩兰草 VETIVER
Vetiveria zizanoides

主要功能: 镇静、强化、暖化
用途:
- **心理:** 焦虑、失眠、疲惫
- **皮肤:** 所有肤质、痤疮
- **肌肉骨骼:** 肌肉和关节疼痛、扭伤和拉伤、关节炎
- **循环系统:** 循环不良
- **淋巴系统:** 淋巴管淤塞

姜 GINGER
Zingiber officinale

主要功能: 暖化、激励
用途:
- **心理:** 疲惫、慢性疲劳
- **肌肉骨骼:** 肌肉和关节疼痛、关节炎
- **消化:** 肠胃痉挛、腹绞痛、消化不良
- **女性健康:** 痛经

准备工作

除了熟练按摩手法，你还需要做一些其他的重要准备工作，来提升自己的职业技能。要准备好所需装备，并花一些时间让自己做精神和身体上的准备（第32~35页），确保你在实际按摩中能够将注意力完全放在按摩对象身上，因为事先知道所有相关物品都在应有的位置上，会让按摩更顺利地进行。

从业工具

无论是在工作室，在你家里的专用空间，还是在顾客家里的专用空间，按摩环境应该是友好的、整洁的、宁静的。此外，合适的装备将会确保你和顾客都能感到舒适且放松。

必备品

一张按摩台，或一个舒适的、可以支撑的平面（操作台），是关键。最理想的是一张专门的按摩床。如果只是偶尔按摩，可以使用垫得厚厚的、有支撑力的地垫式蒲团。大多数的床都太软，不适合按摩，而且那种尴尬的高度也会对背部造成压力。在你挑选按摩台时，要注意其主要特征（右图），并确保它是稳固的。有些按摩台规定了限重，所以你要检查一下，它是否满足你的需要。如果你需要旅行，那么一张轻巧的便携式按摩台最为理想。

干净的毛巾和台罩是必需的。罩面可以保证卫生，而毛巾能确保舒适、温暖和隐私，并可以在按摩师和顾客之间建立一个安全的边界。你将需要：

• 一个保护罩，干净的棉布床单，或者大毛巾，来盖住按摩台。

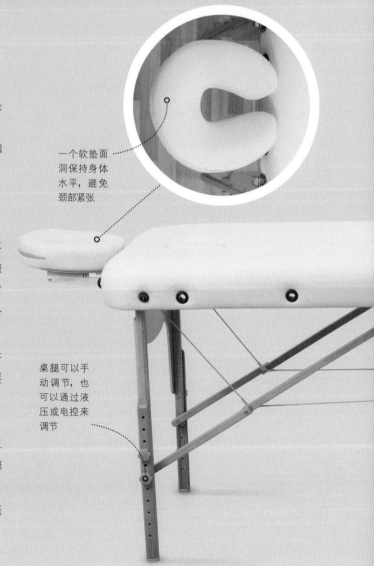

一个软垫面洞保持身体水平，避免颈部紧张

桌腿可以手动调节，也可以通过液压或电控来调节

- 可以在台罩或毛巾表面套上一次性纸罩，或者，在每位顾客按摩结束后拆换清洗。
- 用两条大毛巾盖住顾客（第81页）。每次只露出身体的一部分——即将被按摩的部位。
- 另备毛巾，卷起来或折叠起来作为支撑，增加舒适感。当顾客面朝下（俯卧）时，可以垫在脚踝下方；当面朝上（仰卧）时，垫在膝盖下方，以便缓解臀部压力，放松下背部和胃部；头下也需要垫一个作为支撑。

　　润滑剂，如油、润肤露、蜡以及爽身粉，有助于让双手在肌肤上滑动。

- 植物油，如葡萄籽油和甜杏仁油，是比较常用的（第26页）。它们都是容易吸收且滋养皮肤的基础油，可以储存在按压瓶中，取用便捷又卫生。而且，它们还能迅速变暖。
- 蜡更坚固，在需要时可以提供更多的贴合力。它们经常与油混合，形成半固态的质地。
- 粉末可用于反射疗法，是一种防滑的介质。

按摩台的头部可以抬高到半直立状态，让你能够根据顾客需求调整按摩。

其他

　　除了上述主要物品，你可能还想在按摩中使用以下物品：

　　枕头可以提供额外的支撑，增加舒适度。它们可以代替脚踝和膝盖下卷着的毛巾。

　　椅子可用于头部按摩和肩部按摩。或者，也可以用于背部按摩，如果顾客可以骑坐在上面的话。如果需要，可以垫上软垫，让骑坐更为舒适。

　　精油与基础油混合，增强按摩效果（第24~29页）。

　　冥想音乐可以用它来营造一种放松、和谐的环境氛围，或者屏蔽背景噪声。

　　无香蜡烛可以用来创造一个有氛围的环境。

◀ **舒适与关照**
找一张有软垫的按摩台，台面要干净。

身体准备与环境准备

除了确保所有的装备都配备到位（第30~31页），你还要考虑实际情况，比如室温是多少，你要穿什么衣服。在按摩的过程中，你身体的姿势、保持平衡以及移动方式都非常重要。关注这些问题不仅有助于按摩的进行，还能确保你不会伤害自己。对着下面的清单检查一下，确保你都准备好了。然后，再花点时间来练习第33页的姿势。

开始前

一个舒适、温暖、和谐的环境，有助于为你和顾客营造一种轻松的氛围。确保你们都做好充分的准备，任何可能产生干扰的因素都已经被清除。

- 当顾客脱掉衣服后，要确保房间足够的温暖。但是，也不要太热，以致你自己无法承受。和接受按摩一样，给予按摩也应该是放松的、有益健康的。
- 让手机处于关机状态，最好是将它们放在看不见的位置。
- 不要佩戴饰品，也让顾客摘掉他们的饰品。戒指、手表和手镯会蹭伤皮肤，也有可能划伤你们中的任何一个。此外，首饰发出的声音可能会分散注意力。
- 让顾客摘掉眼镜，如果按摩面部，也需要摘掉隐形眼镜。
- 指甲要短，这样就不会抓伤顾客的皮肤。
- 穿舒适、宽松的衣服。棉质比合成纤维可以更好地防止出汗和过热。
- 把按摩台调整到适合你的高度。直立，双手自然下垂于身体两侧，轻轻握拳。台面的高度应该和你的第一个指关节齐平。如果要做更深层组织的按摩，你可能需要降低台面。
- 调出之前的记录，准备一支笔及其他可能需要用到的相关材料。在可以看见的位置，准备一个计时器。

按摩姿势

身体的运动方式和姿势对按摩师来说是非常重要的，他们可以以此来维持身体的平衡，让动作流畅，避免身体受伤。按摩的深度应该利用身体的重量来实现，要使用下肢来推动，而不是通过手、手臂或肩膀的张力或推力来实现。

站立时，双脚都要接触地面，背部挺直，双肩自然下沉，胸部打开。避免过度拉伸，始终面朝按摩行进的方向，不要长时间保持同一姿势。

采取第33页的姿势，来适应不同的手法。头部的按摩也可以坐着进行，按摩师双腿打开，双脚平放在地板上。

按摩用油

按摩只需要少量的按摩油。过多的油脂会让皮肤变得很滑，无法很好地控制，而过少的油脂会拉扯毛发，刺激皮肤。一般来说，轻抚法（第40页）需要更多的按摩油来让手滑动。上油时，一定要把按摩油涂在手上，而不是直接涂在顾客身体上。具体方法如下：

- 将少量按摩油涂在一只手掌上。使用之前，双手揉搓使油变热。
- 在需要时，可以继续添加少量的按摩油。为了避免重新涂按摩油时按摩中断，可以将一只手放在顾客的背上，手掌杯状朝上。在手上挤一点按摩油，再把瓶子放回安全且方便你够到的地方。另一只手放在呈杯状的手掌上，双手轻轻地将按摩油搓热，再把两只手翻过来继续按摩。如果处理得当，顾客甚至可能察觉不到。

拉伸斜方肌

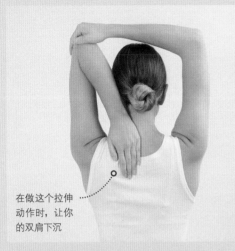

在做这个拉伸动作时，让你的双肩下沉

▲ 在你开始按摩之前，尝试做这种手臂拉伸，来打开胸部，拉伸斜方肌，释放紧张，提高灵活性。双臂交替。

侧弓步

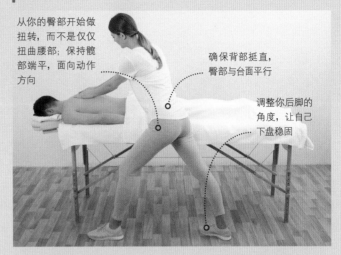

从你的臀部开始做扭转，而不是仅仅扭曲腰部；保持髋部端平，面向动作方向

确保背部挺直，臀部与台面平行

调整你后脚的角度，让自己下盘稳固

▲ 可以用这个姿势来完成轻抚法按摩（第40页）。一条腿后退一步，尽量靠近按摩台，屈前腿呈弓步。按摩师弓步姿势前后移动自己身体，来完成顾客身体上部和下部的按摩。

跪姿

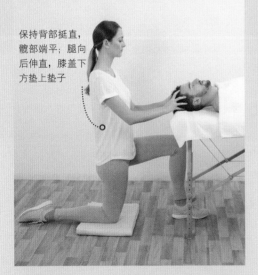

保持背部挺直，髋部端平；腿向后伸直，膝盖下方垫上垫子

▲ 在按摩台的一端采用跪姿的方式，可以做头部按摩。采用跪姿时，一条腿内曲呈90度，保持膝盖与脚在同一直线。

侧站姿

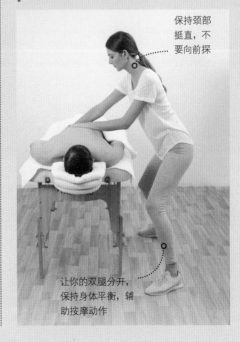

保持颈部挺直，不要向前探

让你的双腿分开，保持身体平衡，辅助按摩动作

◀ 面朝按摩台，采用蹲姿，可以让你的身体朝对侧运动，这种姿势非常有利于针对深层组织做压捏法按摩（第56页）。让你的盆骨与按摩台平行，然后蹲下，这样在你的手臂按摩顾客整个身体时不需要弯曲手腕，通过双腿的左右晃动就可以按摩整个区域。

心理准备

　　除了身体上和环境上的准备（第32~33页），心理上的准备——"进入状态"——也是你工作中的重要部分。双脚触地，保持平静与专注，都能让你在按摩中做到全神贯注，帮助顾客释放压力，达到完全放松。

　　在开始按摩之前，你需要安定心绪，避免干扰。一些技巧以及惯常的生活方式，可以帮助你熟练掌控这种必需的平静与专注，让你在工作中更出色。

给自己足够的时间

　　预留足够的时间，以便你可以在开始之前进行状态评估。这将确保你不会感到匆忙以致乱了节奏，并能让你处于一个平和的状态。制定一个时间表，让你在两次预约之间有一个安静的时间间隔。这样如果愿意的话，你就可以有时间进行任何放松或拉伸活动（第33页和第35页）。要避免过多且连续的预约。

　　如果你要去工作室或客户那里，那就早点到，这样你就不会感到匆忙，也有时间做准备——检查一下房间是否整洁、温暖，你需要的一切是否都在手边。确保环境是安静的、友好的、舒适的，这对你和顾客来说都会有一种心理上的安慰。

保持镇定

　　作为一名执业资格按摩师，你的举止镇定是一项很关键的要素。双脚触地，体验心理上的"平静"，会让顾客从一开始就感到放松，帮助他或她从他们所处的情绪状态中抽出身

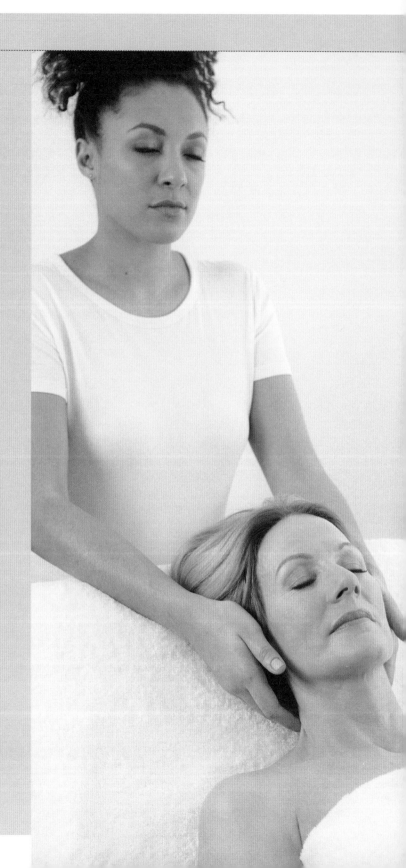

来。在整个按摩过程中，保持这种平静，会增强放松的感觉。保持镇定，也会帮助你避免去承受顾客的情绪，或者在这一天的其他预约中保持这种情绪。你可以尝试按照以下的方法进行练习：

- 做冥想呼吸练习（见下文）来安定内心。从横膈膜呼吸，专注于你的呼吸，让一切侵入的思绪就此流过。将呼吸代入任何紧绷的地方，也会有助于你释放身体上的压力。当你用呼吸放松时，你会感觉到紧张在消逝。

- 试试下面的瑜伽呼吸练习。

1 找一个舒适的姿势坐下。闭上眼睛，通过鼻孔安静地呼吸，关注你吸气和呼气的声音。

2 大约一分钟后，稍微延长你的吸气时间，随后正常地呼气。持续五次，然后做几次正常呼吸。

3 接下来，延长呼气时间，随后正常吸气。做五次。

4 再次回到正常呼吸，最后将吸气和呼气一起延长，5次呼吸后，再回到正常呼吸，结束本次练习。

按摩与被按摩

按摩是一种互惠的体验。你极度放松的状态影响着按摩；反过来，感知到对方的放松也会帮助你保持稳定。

- 试着用情景想象的方式来让内心平静。想象有温暖的阳光笼罩着你的身体，来帮助你放松。或者想象你的脚深深地扎根于土地，而你的脊柱和脖子像树梢一样高高浮升于空中，帮助你体验空间的广阔和接地的踏实。或者，你也可以用自己设定的想象情景，来帮助你感受当下，感受平静和回应。

- 在按摩开始前，听一些让人平静下来的冥想音乐，帮助自己做好准备，集中注意力。如果顾客愿意，你可以在整个按摩过程中都播放这种冥想音乐，这样有助于让他们放松。不过，你要先确定他或她不想要交谈。

照顾自己

按摩对身体和情感都有要求，所以为了确保你在按摩期间精神上可以适应，身体上能够放松，你需要照顾好自己。保持身体健康，行动灵活，健康饮食，避免饮酒以及充足睡眠，有助于提升你按摩的能力。学习如何管理每天的压力，也是照顾自己的一个方面。试着抽出时间去做一些能让你恢复精力与活力，放松身心的活动，比如去大自然中走走。你也可以试着限制使用各种屏幕的时间，比如每天安排一个固定的时间看新闻或使用社交媒体工具。此外，你还要了解自己身体的自然节奏，并尽量将工作预约安排在你精神状态最佳的时间段。

开启对话

以一段友好而专业的交谈作为对话的开启，有助于建立一种基于信任的关系。可以介绍你自己，询问顾客现在的感觉如何，以及为什么要预约这个按摩。结束这种友好的介绍和询问之后，讨论你的按摩方案（第176~177页），这样会使你和顾客都感到放松。告诉顾客，如果他们愿意，可以给你反馈，让你知道哪个部位的力度太小，哪个部位力度太大，哪个部位需要更多的关注。

安全执业

按摩对按摩师和顾客双方来讲，都应该是一种有益身心的体验。为了确保事实也是如此，了解按摩中应该避免的禁忌，是非常有必要的。此外，还要考虑如何在自己和顾客之间保持职业边界，以确保双方都感到完全的舒适与安全。

禁忌

按摩中，应避免可能加重疾病或影响健康的部位。此外，永远不要试图诊断健康问题，而是应该建议顾客去看有执业资质的医生。面对以下情况，需要避免按摩：

· 如果你或者顾客正在发烧或者正在承受疼痛，或者是你感觉不舒服或者很累。

· 如果顾客有血栓。

· 有开放性伤口、骨折、瘀伤、关节脱位或软组织撕裂。

· 如果你的手或前臂皮肤有破裂或受损（即使是轻微的损伤）。

· 顾客局部存在可能会传染的情况，如脚气、疣或唇疱疹。

· 如果有发热、发红或灼伤的严重炎症区域。

· 关节炎引起的肿胀的区域。

· 如果顾客患有癫痫症——按摩前咨询一下医生的建议。

· 对于孕期女士，在怀孕中期，流产的风险降低之前避免按摩。

· 避免对哺乳期妇女使用芳香疗法，除非有专业人士指导。

· 如果顾客正处于酒精或娱乐性药物的影响下。

私人展示
保持个人卫生至关重要；指甲要修剪整齐，双手要严格保持清洁。▼

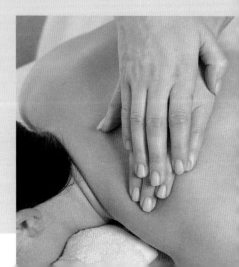

按摩卫生

确保卫生是提供一份安全疗愈的一个关键部分。

· 保持干净体面。在按摩前后和接触面部之前都要洗手。

· 把长头发绑在后面。如果你很容易出汗，戴一个发带来制造一个屏障。

· 保持短指甲。

· 避免使用味道浓烈的香水或古龙水。

· 在按摩前或按摩期间，请确保毛巾不接触地面。

考虑边界

在自己和顾客之间建立边界，有助于避免混乱，确保安全操作。有些操作可以根据个人选择，例如，你们彼此交谈多少？你穿什么衣服？用什么产品？你们是否交换礼物？在安排按摩时你们怎样交流？还有一些身体的、情感的和社会的边界，也需要注意。

身体边界

设定身体边界非常重要。在按摩过程中，顾客处于弱势的状态，因此只要始终保持体贴与关照，才能确保得到信任。正确地使用毛巾，遮盖顾客的身体，只露出你需要触及的部位，维护顾客的体面形象，让他们感到安全和舒适。

告诉顾客，如果他们对某方面不满意，可以让你知道。在移动毛巾之前，向顾客解释你将要做什么。千万不要暴露生殖器、乳房或臀部，按摩大腿上部附近时，要适当调整手法，以避开生殖器区域。如果你需要把毛巾拉低一点来按摩臀肌，要告知顾客。

正如按摩师不应该不恰当地触摸顾客，顾客也不应该不恰当地触摸按摩师。如果发生这种情况，要明确这种行为是不受欢迎的，如果有必要，可以结束按摩，也不必重新为此人安排新的预约。

体贴与关照

如果使用得当，按摩不太可能引起不良反应，但在一个部位使用的力度过大或者进行了过度治疗，就可能会引起炎症反应。

情感边界

情感边界有助于保持基于职业的按摩关系。如果一位顾客试图将这种关系个人化，这种行为就被称为移情。如果顾客提议一起吃顿饭，在工作时间之外联系你，要求降价，或者给你带礼物，这种情况下就有可能发生移情。意识到这一点，就意味着你可以引导你们重新回到那种基于职业的关系。

反移情作用发生在按摩师转嫁了问题，或发现很难将个人感受与疗愈关系分开的时候。按摩师可能会在按摩结束后过多地想起某个客户，或者认为自己可以解除他们的所有痛苦。如果发生这种情况，控制这些情绪是很重要的。职业按摩师可能会发现，定期接受专业的监督或指导，会有助于她们业务水平的巩固与精进。

社交边界

这是最常见的交叉地带。

交谈是一种正常的互动，但作为一名按摩师，你应该控制询问对方的工作、家庭生活或假期的冲动。同样，如果对方想要开始交谈，这可能是一种紧张的信号，所以你需要把对方带回到一个放松的、疗愈的环境中，让沉默成为舒适的享受，让对方只专注于按摩之中。

如果某个客户是同事、家人或熟人，这就很难保持边界了。你可能得提供打折甚至免费按摩，这可能会让人有点泄气。或许你希望能够限制或避免这种关系，不妨为他们推荐其他的按摩师，这样可以帮你避免很多尴尬。

基本手法

瑞典式按摩的核心技术（第110页）构成了西方按摩手法的基础。这些手法充实了按摩师的专业储备，进而融合并创造出按摩节奏，使按摩手法流畅如波浪般起起落落，让按摩师能够逐步施加压力。这些手法也被整合到许多不同专业类别的按摩中，这样在有针对性地施加压力之前，可以先让组织放松，变得柔软。在整个按摩过程中，轻抚法和压捏法可以软化组织，促进深度放松；轻快地叩击能够刺激并唤醒身体；振动、静态按压和被动运动，可以舒缓受阻的区域。

要点提示

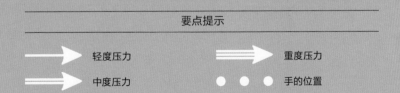

→ 轻度压力	⇒ 重度压力
→ 中度压力	●●● 手的位置

基本手法
轻抚法

那些流动顺畅而富有节奏的划动，形成了按摩的基础。随着一次次划动的介入，给予者与接受者建立起一种连接，并通过触摸开启一段对话。此外，划过的动作可以延展油脂，让你在按摩中不会拖拽着皮肤，同时还能温暖身体组织，促进循环。每一次划动轻抚的动作，就好比一个回归到众多轻抚动作的旋律，你将每一个不同的旋律连接在一起的同时，也在接受者与其身体之间建立起了连接。每一个轻抚动作应该至少连续做三次。速度可以变化，但你划动的力度越重，就越应该慢慢去感觉，是否力度太重，而导致顾客肌肉产生收缩而非释放。一般来说，划向心脏的方向可以重一些，在背部滑动时要轻一些。

扇形轻抚法

使用的时间	好处	按压力度
按摩开始时	用按摩油温暖组织	通常由中度到重度

T字扇形轻抚是一种在背部涂按摩油轻抚的手法。从脊柱底部开始，如下图所示，或者从后背顶部开始，T字横跨骶骨。这个动作可以分阶段完成，画迷你扇形或者喷泉形，就像这里示范的那样。或者，如果已经涂了按摩油，你可以在后背画一个大扇形。当你重复划动的动作时，顾客身体逐渐温暖并放松下来，以便你加重按压力度。

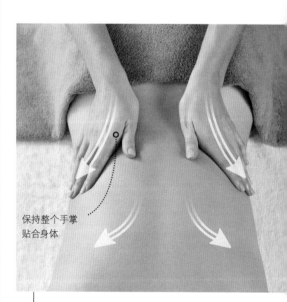

保持整个手掌贴合身体

② 身体前倾，利用身体的重量帮助你施加压力，双手呈扇形展开做划动作，如同小喷泉。沿背部向上重复这组动作，如果需要，可以在其他部位重新涂按摩油（第32页）。

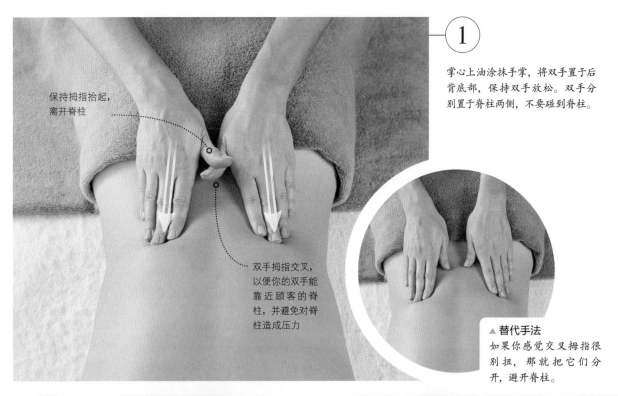

保持拇指抬起，
离开脊柱

双手拇指交叉，
以便你的双手能
靠近顾客的脊
柱，并避免对脊
柱造成压力

1 掌心上油涂抹手掌，将双手置于后
背底部，保持双手放松。双手分
别置于脊柱两侧，不要碰到脊柱。

▲ **替代手法**
如果你感觉交叉拇指很
别扭，那就把它们分
开，避开脊柱。

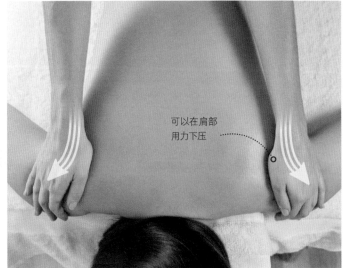

可以在肩部
用力下压

3 当手到达双肩时，双手同时呈大T形展
开，保持手指放松，在倾斜划出时增加
压力。

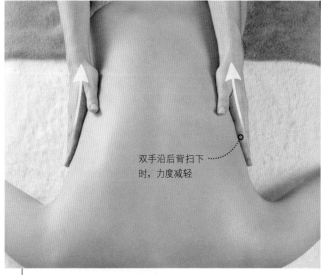

双手沿后背扫下
时，力度减轻

4 双手滑至胸腔的两侧，向后扫过整个背部。
当你准备重复划动动作时，确保双手始终与
背部保持接触。

千手轻抚法

使用的时间
按摩的开始或者
皮肤干的时候

好处
展油；暖化双手

按压力度
由轻度到中度

这种平顺、流畅的动作是一种涂油手法，可用于背部或四肢等大面积皮肤的表面。除了给皮肤展油，它还能温暖你的双手，与顾客身体建立初步接触。当你用双手交替按摩时，始终保持一只手与皮肤的接触状态，这样顾客会有种仿佛有很多手在身体上按摩的感觉。

▌皮肤上

将一只手的整个手掌放在身体上，沿身体向前滑动，然后抬起手，用另一只手开始一个新的滑动按摩，不断地交替双手，确保一只手始终与身体保持接触。

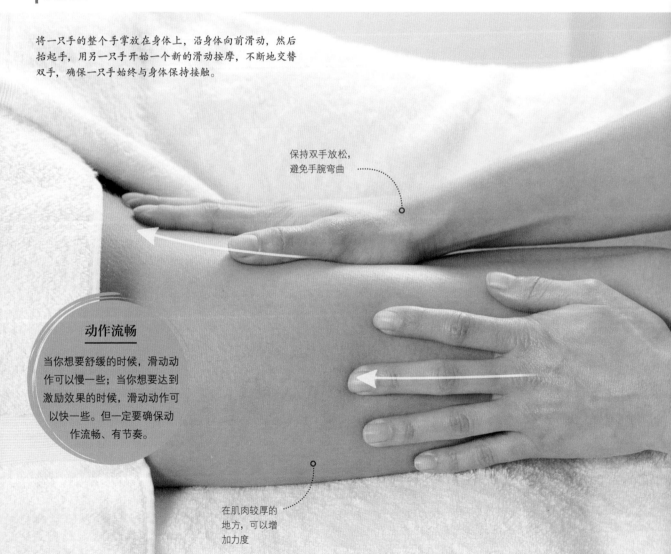

保持双手放松，
避免手腕弯曲

动作流畅

当你想要舒缓的时候，滑动动作可以慢一些；当你想要达到激励效果的时候，滑动动作可以快一些。但一定要确保动作流畅、有节奏。

在肌肉较厚的
地方，可以增
加力度

"在这套按摩手法中，双手不断交替，让人形成一种有无数只手在身体上按摩的感觉。"

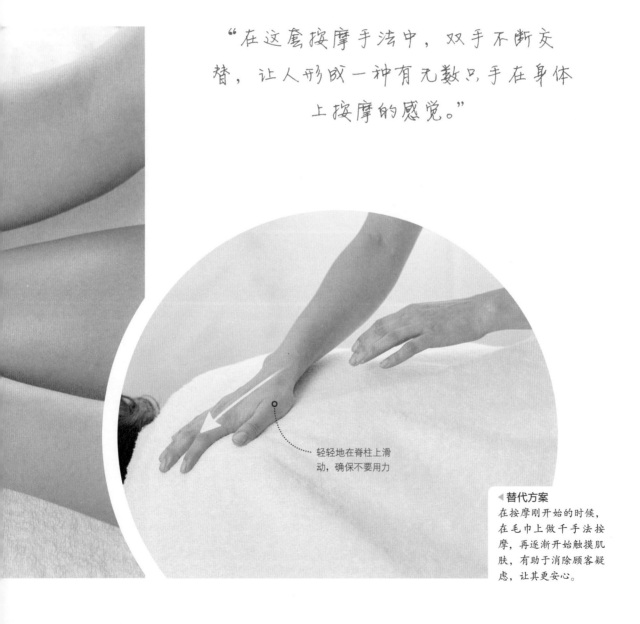

轻轻地在脊柱上滑动，确保不要用力

◀ **替代方案**

在按摩刚开始的时候，在毛巾上做千手法按摩，再逐渐开始触摸肌肤，有助于消除顾客疑虑，让其更安心。

滑行轻抚法

在开始按摩一个部位的时候，或者皮肤开始变干的时候，采用这套动作流畅的按摩手法不仅可以给身体涂按摩油，还可以轻柔地舒展并暖化皮下组织，让氧气充斥着这个区域，帮助按摩师感觉顾客身上那些紧张的点。轻轻地在手上涂按摩油，然后在每个部位至少重复滑过三次，每次按摩逐渐加重力度。

使用的时间
在开始按摩一个部位的时候

好处
涂按摩油；暖化组织

按压力度
通过重复动作，逐渐将力度调整到适中

让整个手掌与皮肤保持贴合

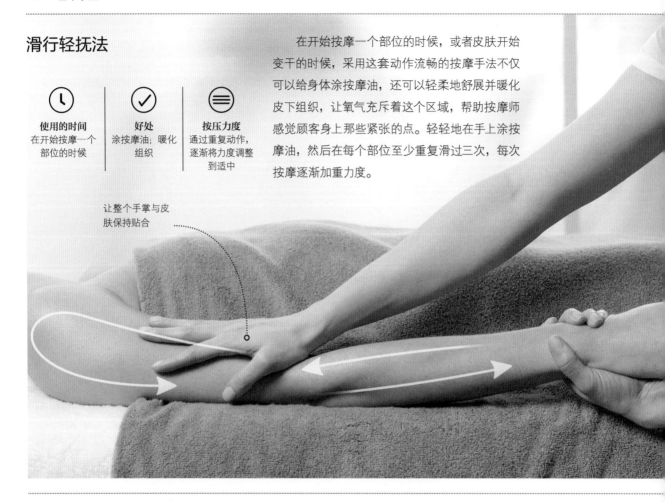

― 胫骨上

◀ 这种将手呈杯状罩在胫骨上的手法，被称为"虎口按摩法"。它是专门针对胫骨的，因为这种手法可以让你在不压迫骨骼的情况下按摩下肢，而腿部形状也能防止你的拇指关节过度伸展。一只手先向上滑到膝盖，再向下扫向小腿一侧，在向下扫的同时，另一只手开始一次新的向上滑按摩。

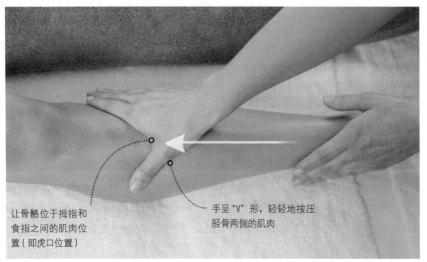

让骨骼位于拇指和食指之间的肌肉位置（即虎口位置）

手呈"V"形，轻轻地按压胫骨两侧的肌肉

胸部与肩部

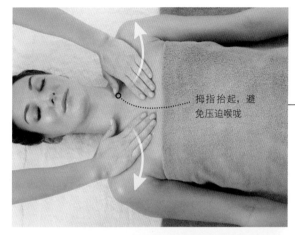

拇指抬起，避免压迫喉咙

①

站在顾客头部后面，膝盖微微弯曲，将手掌分别置于胸腔两侧，注意不要压在这个敏感的区域上。双手呈扇形展开，呈杯状扣于肩膀。

手臂

◀ 轻握顾客手腕使其固定，对手臂轻轻拉伸，与此同时，用你的另一只手向上扫过手臂，再绕过肩膀滑回来，呈拉长的"O"形。交换双手，重复几次，保持动作流畅而有节奏。转动顾客手臂，在手臂内侧重复上述动作。

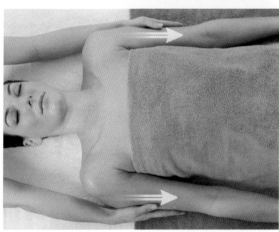

②

保持整个手掌与顾客身体的接触，向下扫过其肩膀和手臂的顶部。身体前倾，利用你的身体重量，加重对这一肌肉区域的压力。

触觉

这些引导性的抚摸可以促进神经和肌肉之间的联系，帮助顾客感受到你的触摸。

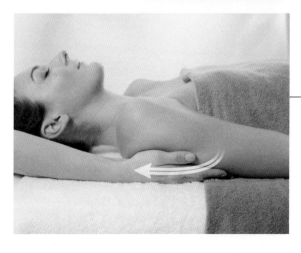

③

双手来到顾客手臂下方时，弯曲手掌与顾客手臂贴实，向上扫回，置于肩膀下方。将这些步骤连贯起来重复做几次，逐次增加步骤2中的压力。

圆形轻抚法

使用的时间
在最开始的热身
按摩结束之后

好处
促进循环；放松
肌肉

按压力度
中度到重度

以圆周运动的方式按摩组织，可以起到暖化的作用，有助促进这个区域的循环，释放导致紧张感和疼痛的浅筋膜处的粘连。圆形轻抚法对较常出现紧张感的部位，比如肩膀和背部，是非常有帮助的。它也对释放肌肉部位的紧张感，比如大腿，非常有帮助。按摩时按压力度可以根据需要选择从中度到重度，但要注意的是，力度越重时按摩速度要越缓慢。

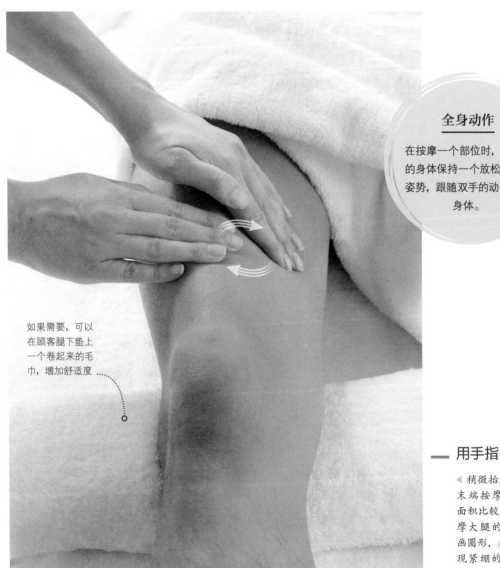

全身动作

在按摩一个部位时，让自己的身体保持一个放松的弓步姿势，跟随双手的动作移动身体。

如果需要，可以在顾客腿下垫上一个卷起来的毛巾，增加舒适度

用手指

◁ 稍微抬起手掌，只用手指的末端按摩，可以让你按摩到面积比较小的地方，比如在按摩大腿的时候。向上和向下画圆形，感觉组织的质地，发现紧绷的区域，比如按摩股四头肌。

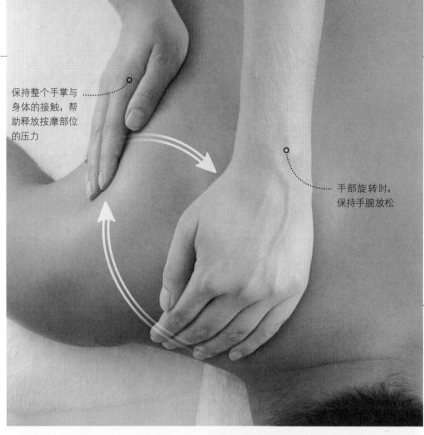

保持整个手掌与
身体的接触，帮
助释放按摩部位
的压力

手部旋转时，
保持手腕放松

━ 用整只手

1

在肩膀和背部等大面积部
位做圆形按摩时，要用整
个手掌。将双手分别放在
圆形的对立的两侧，做顺
时针移动。注意不要碰到
脊柱等骨骼区域。

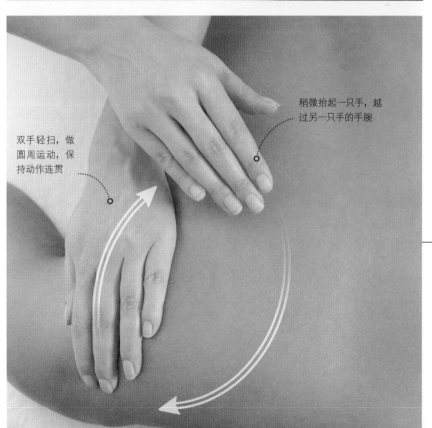

稍微抬起一只手，越
过另一只手的手腕

双手轻扫，做
圆周运动，保
持动作连贯

2

当两只手腕接触时，抬起一只手
越过另一只手腕，同时保持另一
只手与身体的皮肤接触，以确
保动作的连贯与持续的皮肤接
触。先在顾客的一侧肩膀按摩
几次，之后换到另一侧，重复
之前的动作。

十字轻抚法

使用的时间
在涂按摩油或者
深度按摩之后

好处
暖化，安抚

按压力度
中度到重度

这组直线型的推拉动作是一种轻柔而舒缓的轻抚式按摩，尽管它也可以用到更深层的按摩动作中，比如揉捏的按摩动作。当组织被挤压和拉伸时，流向该部位的血液就会增加，这就使得这种按摩手法可以带来令人非常放松与温暖的感觉，特别适合用于做深度按摩前的准备。它也可以用于在深层组织按摩后做身体的安抚。十字轻抚法通常适用于较大面积的部位，如背部、大腿。如果动作轻一点，也可以用在腹部。

双手十字

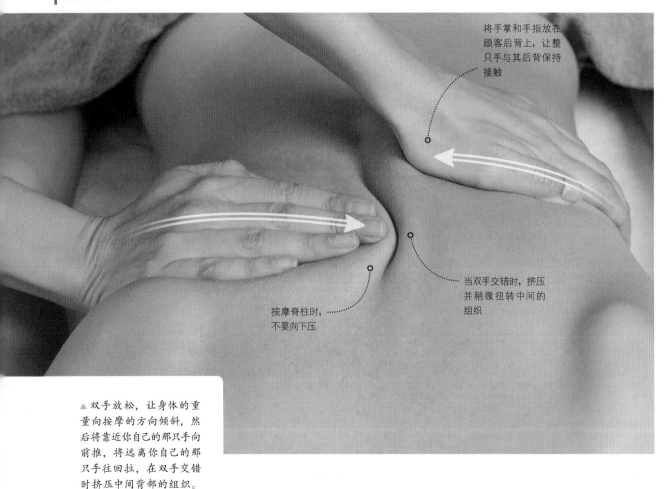

将手掌和手指放在顾客后背上，让整只手与其后背保持接触

当双手交错时，挤压并稍微扭转中间的组织

按摩脊柱时，不要向下压

▲ 双手放松，让身体的重量向按摩的方向倾斜，然后将靠近你自己的那只手向前推，将远离你自己的那只手往回拉，在双手交错时挤压中间背部的组织。双手来回重复这个动作。

"挤压组织是令人非常放松和温暖的。"

前臂十字

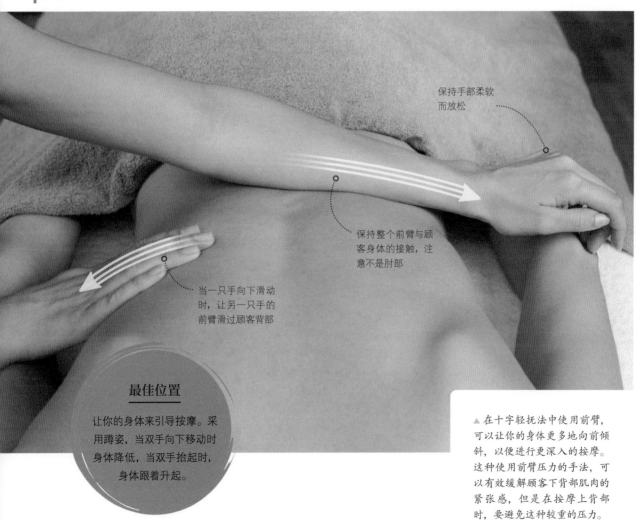

保持手部柔软
而放松

保持整个前臂与顾
客身体的接触，注
意不是肘部

当一只手向下滑动
时，让另一只手的
前臂滑过顾客背部

最佳位置

让你的身体来引导按摩。采
用蹲姿，当双手向下移动时
身体降低，当双手抬起时，
身体跟着升起。

▲ 在十字轻抚法中使用前臂，
可以让你的身体更多地向前倾
斜，以便进行更深入的按摩。
这种使用前臂压力的手法，可
以有效缓解顾客下背部肌肉的
紧张感，但是在按摩上背部
时，要避免这种较重的压力。

8字轻抚法

使用的时间
在轻抚之后，深层按摩前

好处
拉伸并暖化组织

按压力度
中度到重度（脊柱上轻度）

这种手法可以将组织向不同的方向移动和拉伸。最好是在最开始的暖化按摩后进行，这种拉伸动作有助于为深层组织按摩做好准备。操作时，可以用双手加强的方式按摩肌肉较厚的部位，也可以双手分开按摩，横跨整个背部、肩膀和臀部，形成对组织的交叉拉伸。

▍双手加强按摩

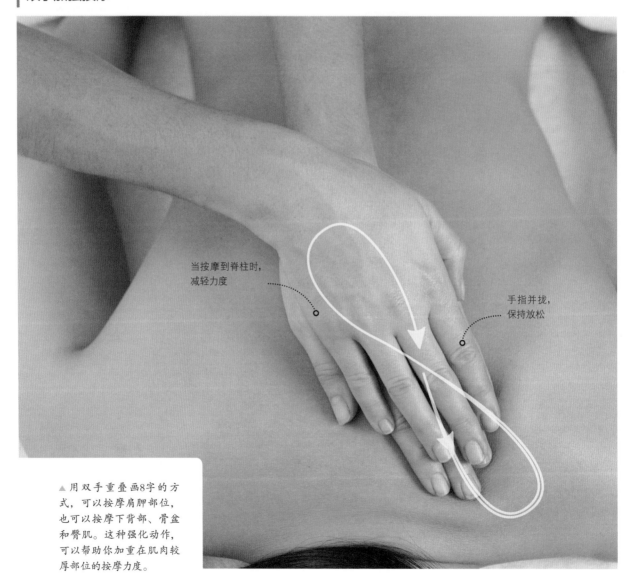

当按摩到脊柱时，减轻力度

手指并拢，保持放松

▲ 用双手重叠画8字的方式，可以按摩肩胛部位，也可以按摩下背部、骨盆和臀肌。这种强化动作，可以帮助你加重在肌肉较厚部位的按摩力度。

单手按摩

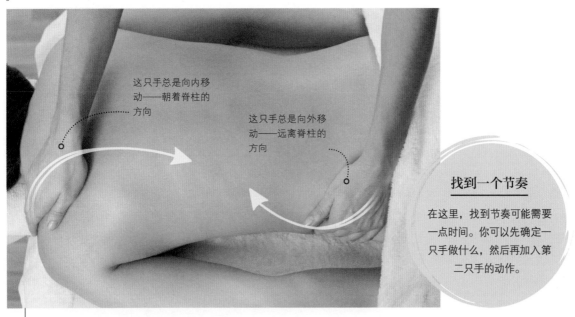

这只手总是向内移动——朝着脊柱的方向

这只手总是向外移动——远离脊柱的方向

找到一个节奏

在这里，找到节奏可能需要一点时间。你可以先确定一只手做什么，然后再加入第二只手的动作。

1 侧蹲，一只手放在顾客离你较远侧的肩膀上，另一只手放在较远侧的后背底部。双手一起，用放在肩膀的那只手将组织向上拉起，用靠近臀部的那只手将组织向下推。

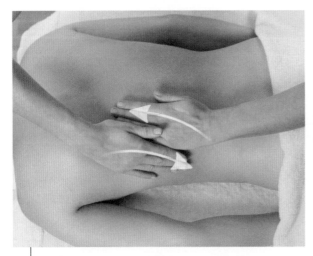

2 双手向对方滑动，调整方向，使手指相对，直到它们在后背中部相遇。当双手从后背中间穿过时，减轻力度。

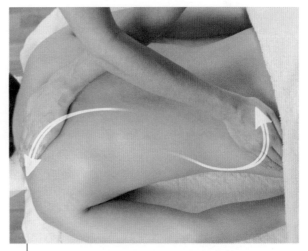

3 双臂交叉，双手分别在顾客后背侧滑向对侧，形成一个流畅的8字形。在后背对侧重复刚才的动作。

深推法

使用的时间
在暖化手法之后

好处
释放长期的紧张
与压力

按压力度
重度

　　将按摩深入组织和筋膜，让你可以有针对性地按摩那些经常感觉紧张和沉重的部位，比如背部、斜方肌和腿部的肌肉。利用身体的不同部位或双手叠合来施加压力，有助于保护你的双手以及手腕，并可以让身体前倾，利用体重来加大力度。先用较轻的划动抚摩来暖化肌肉组织，做好准备，最后再次回到较轻的划动抚摩来安抚顾客。需要注意的是，深推的动作一定要始终非常缓慢，而且谨慎。

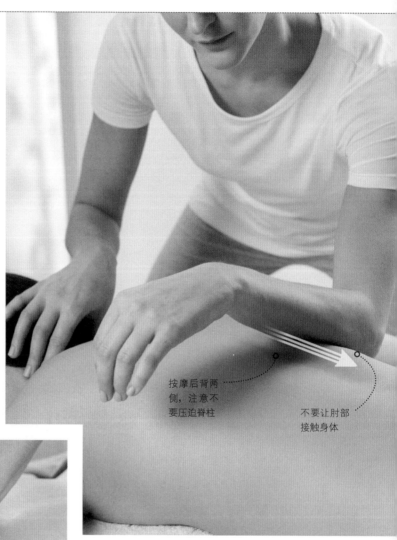

按摩后背两侧，注意不要压迫脊柱

不要让肘部接触身体

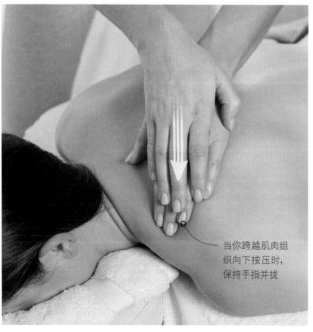

当你跨越肌肉组织向下按压时，保持手指并拢

—— 双手叠合

◀ 将一只手放在另一只手上加大力度，既能确保稳定，又能保护你的手腕和手指。这是一个很适合跨越肌肉组织按摩整个部位的手法，比如按摩肩部的斜方肌。

侧手施压

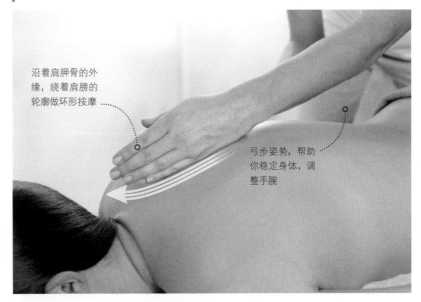

沿着肩胛骨的外缘，绕着肩膀的轮廓做环形按摩

弓步姿势，帮助你稳定身体，调整手腕

▲ 使用手的外侧，可以按进顾客脊柱和肩胛骨之间的小而紧的区域。将你的另一只手放在顾客的肩膀上，给予支持和安慰，在顾客的身体与你的触摸之间建立联系。

注意反馈

倾听顾客的反馈。确定顾客是否对力度感到满意，可以根据需要减轻或加重。

前臂施压

▲ 用前臂向下施压，可以帮助你在类似于背部这种大面积部位进行深层按摩。蹲下来，利用你的体重来加大力度，在到达后背中部的肾脏区域时减轻力度，在到达臀肌和斜方肌时，加大力度。

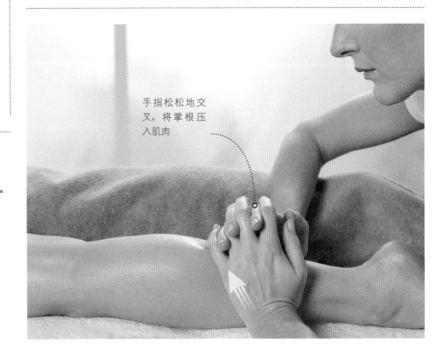

手指松松地交叉，将掌根压入肌肉

双手呈杯状交握

这种手法可以温暖小腿的肌肉组织，是一种很有效的运动前的热身方式，但是如果身体有深静脉血栓（DVT）等症状时，就要避免使用。按摩小腿时，先用掌根向内挤压小腿肌肉，再放松，然后向前移动，重复挤压和放松的动作。停在顾客膝盖前，然后滑下来。

羽状轻抚法

使用的时间
结束一个部位或者整个过程的按摩时

好处
使顾客放松，并断开与顾客的连接

按压力度
很轻很轻

这种轻轻的触摸，不会作用于肌肉，而是会温柔地刺激神经。它会让人感觉非常放松，虽然也会让人发痒。所以，最好用在背部、腿部、前臂和头皮等不太敏感的部位，在顾客已经放松下来时进行。它标志着一个特定部位按摩的结束，或者整个按摩过程的结束，并能断开与顾客的连接。

▎指尖羽状轻抚

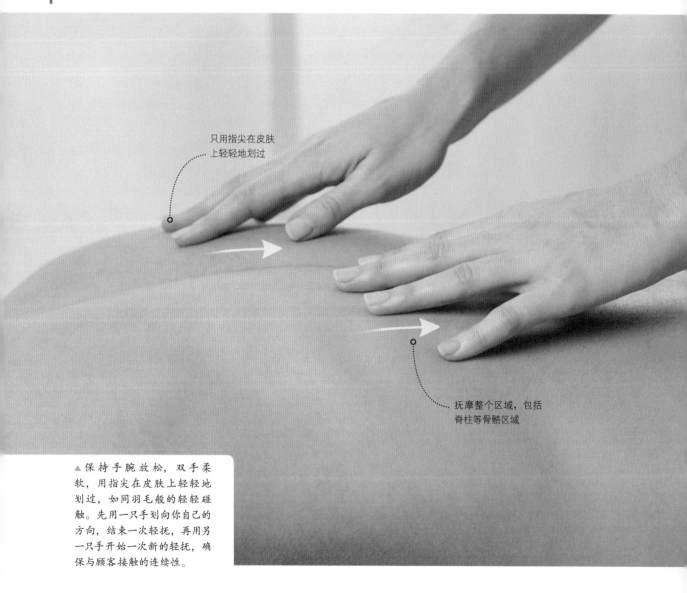

只用指尖在皮肤上轻轻地划过

抚摩整个区域，包括脊柱等骨骼区域

▲ 保持手腕放松，双手柔软，用指尖在皮肤上轻轻地划过，如同羽毛般的轻轻碰触。先用一只手划向你自己的方向，结束一次轻抚，再用另一只手开始一次新的轻抚，确保与顾客接触的连续性。

使用手背

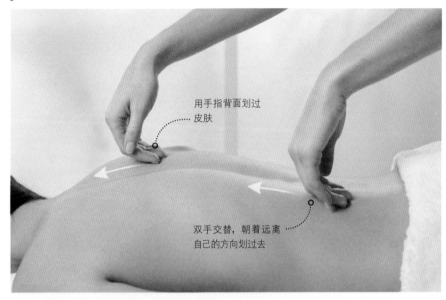

用手指背面划过皮肤

双手交替，朝着远离自己的方向划过去

▲ 用手背做羽状轻抚会产生一种轻微的刺激感。这种手法也可以用来营造一种更愉悦、更性感的效果——例如，如果给伴侣做按摩。

解读反馈

要敏感地察觉顾客的反馈。对一些人来说，羽状轻抚只会让他们感到恼火和发痒，不能带来放松和抚慰，所以最好避免。

◀ 替代手法
在按摩结束时，隔着毛巾做羽状轻抚，可以让顾客保持温暖。

基本手法
压捏法

压捏法是指对身体肌肉较厚的部位施以压迫的按摩方法，一般会在用较轻的轻抚法温热组织后进行。压捏法会沿着并越过肌肉纤维，作用于深层的肌肉。挤压、扭转、再释放的动作将会深入整个区域，释放筋膜中的粘连，刺激循环，促进组织中的废物通过淋巴系统自然代谢。施行这套手法时，节奏要稳定且连续。一些轻抚法中的动作，如能到达更深层的组织，或者挤压组织的手法，都可以融入压捏法中。

扭转法

使用的时间	好处	按压力度
暖化按摩后	促进循环	中度

这是一个压迫式的"推拉"运动和一个扭转动作的组合。在做之前，最好先在皮肤上稍微涂一些按摩油，以避免产生令人不悦的拉伸。这组流畅而有节奏的动作，一般会用在肌肉较厚的部位，比如躯干和大腿等。如果你感觉到肌肉中紧张的结点，就用四指和拇指集中揉捏（第60页）。扭转动作也可以用前臂来做，如右图所示，从顾客身体的一侧按摩，同时有节奏地转动你的身体，先将肌肉转向顾客头部方向，再转向其下肢方向，以此来扭动肌肉。

深度释放

这种有力的按摩动作会让人感觉非常放松。询问顾客的感受，如果他们很享受这种压力，可以让力度再加大点。

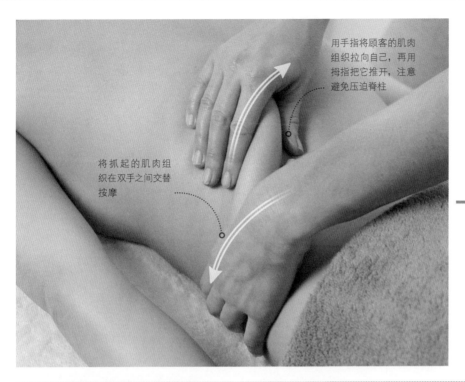

用手指将顾客的肌肉组织拉向自己，再用拇指把它推开，注意避免压迫脊柱

将抓起的肌肉组织在双手之间交替按摩

— 拇指张开

◀ 让四指和拇指呈"八"字，扭转肌肉组织，产生一种强有力的扭转和挤压作用。先在顾客身体一侧的某个部位从上到下做扭转动作，然后再换到身体的另一侧（对侧）。过度使用这个手法会损伤你的拇指，所以要慎重。

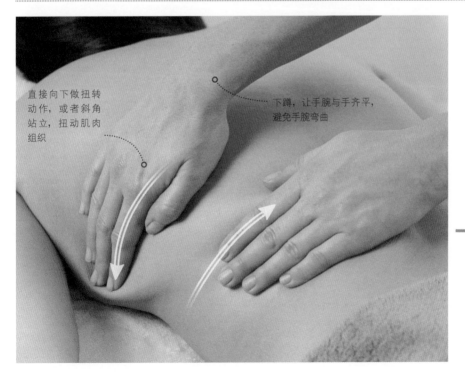

直接向下做扭转动作，或者斜角站立，扭动肌肉组织

下蹲，让手腕与手齐平，避免手腕弯曲

— 拇指收拢

◀ 将拇指贴放在手指旁边，可以让扭转动作更温和，同时也可以保护你的拇指免受损伤。左右晃动自己的身体来控制扭转的动作，不要用手腕和手来控制。

指关节揉捏法

使用的时间
一般用于按摩快
结束时

好处
放松，激活

按压力度
由轻到重

使用这种手法时，先将手握成松松软软的拳头，让手指在第二个指关节处弯曲，就好像松松地握着什么东西，然后用你的指关节来做按摩动作（只需要涂少量的按摩油），促进血液流向一个区域。用这种手法按摩时，可以让动作慢一点，放松一点，有节奏感一点，比如用指关节在敏感部位循环按摩；或者也可以更用力一点，比如让肌肉较厚的部位的组织得到伸展。

┃循环

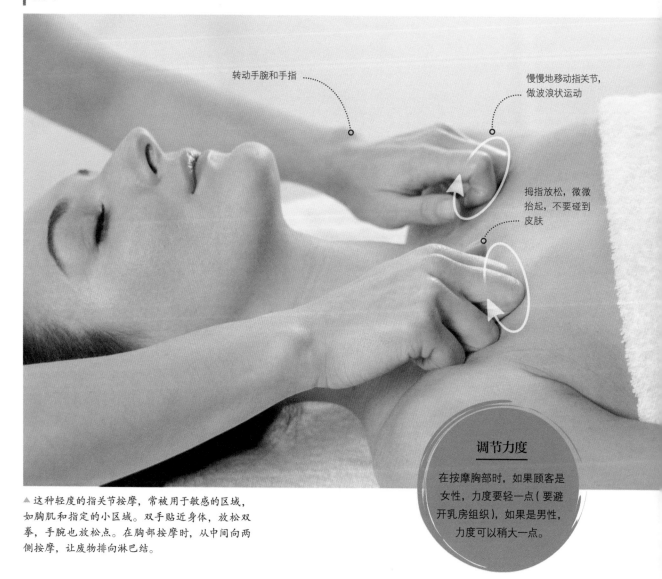

转动手腕和手指

慢慢地移动指关节，
做波浪状运动

拇指放松，微微
抬起，不要碰到
皮肤

▲ 这种轻度的指关节按摩，常被用于敏感的区域，如胸肌和指定的小区域。双手贴近身体，放松双拳，手腕也放松点。在胸部按摩时，从中间向两侧按摩，让废物排向淋巴结。

调节力度

在按摩胸部时，如果顾客是女性，力度要轻一点（要避开乳房组织），如果是男性，力度可以稍大一点。

画线

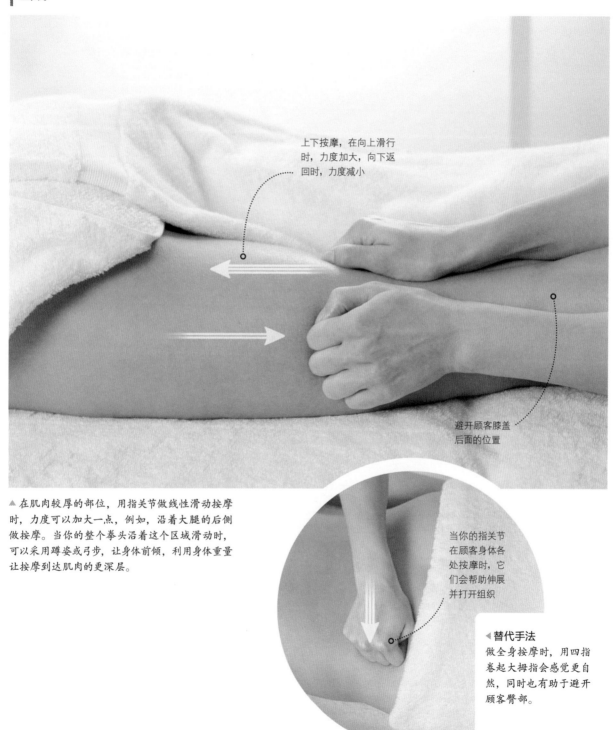

上下按摩，在向上滑行时，力度加大，向下返回时，力度减小

避开顾客膝盖后面的位置

▲ 在肌肉较厚的部位，用指关节做线性滑动按摩时，力度可以加大一点，例如，沿着大腿的后侧做按摩。当你的整个拳头沿着这个区域滑动时，可以采用蹲姿或弓步，让身体前倾，利用身体重量让按摩到达肌肉的更深层。

当你的指关节在顾客身体各处按摩时，它们会帮助伸展并打开组织

◄ **替代手法**
做全身按摩时，用四指卷起大拇指会感觉更自然，同时也有助于避开顾客臀部。

揉捏法

使用的时间
用于最开始的热身按摩之后

好处
释放组织中的紧绷感

按压力度
中度到重度

这种手法是用手指、拇指，有时是掌跟，以揉捏的动作拉动、提升和推动组织，作用于肌肉，释放筋膜的粘连，缓解紧张感和疼痛。在按摩比较小的区域时，揉捏是一种很有用的手法——例如，按摩斜方肌顶端或肩胛骨与脊柱之间的肌肉区域。

▎双手揉捏

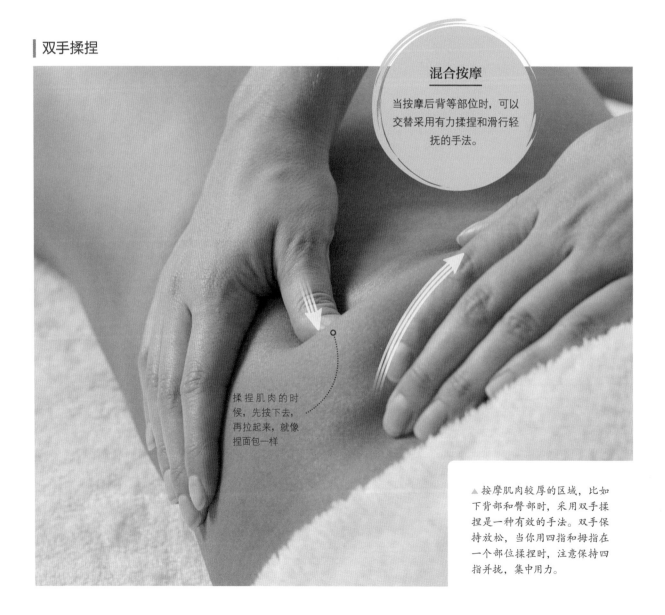

混合按摩

当按摩后背等部位时，可以交替采用有力揉捏和滑行轻抚的手法。

揉捏肌肉的时候，先按下去，再拉起来，就像捏面包一样

▲ 按摩肌肉较厚的区域，比如下背部和臀部时，采用双手揉捏是一种有效的手法。双手保持放松，当你用四指和拇指在一个部位揉捏时，注意保持四指并拢，集中用力。

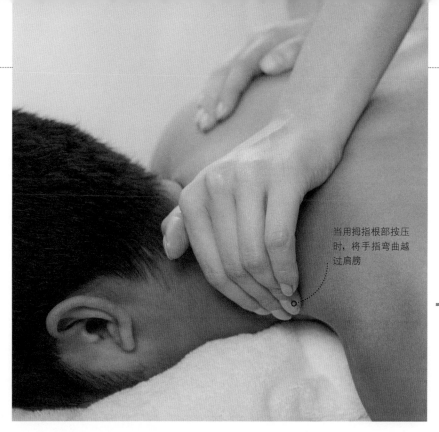

当用拇指根部按压时，将手指弯曲越过肩膀

运用拇指根部

◁ 运用拇指的根部揉捏肩膀的弧线，可以让你在不压迫拇指的情况下，深入揉捏肩膀部位。将拇指的根部，而不是整个手掌，压入肌肉，注意要避开脊柱。

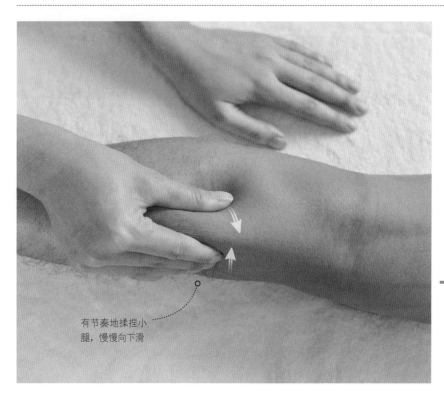

有节奏地揉捏小腿，慢慢向下滑

单手揉捏

◁ 对于身体上比较小的肌肉部位，如小腿、手臂或肩膀，可以用单手揉捏。先用拇指和其他四根手指把肉提起来，然后用拇指把肌肉"滚"向四指的方向。

皮肤卷动法

使用的时间
在暖化按摩之后

好处
释放压力

按压力度
轻度到中度

这种手法可以通过提起和卷动肌肉组织，来帮助释放皮肤和筋膜之间的粘连。卷动皮肤有助于缓解特定区域中因为紧绷而产生的疼痛感，比如脊柱和肩胛骨之间区域，或竖脊肌（沿着脊柱的长条肌肉）。将手指沉入肌肉组织，慢慢卷动，让压力逐渐得到释放。

无油手法

最好是在干燥的皮肤上做卷动手法，不要涂按摩油，这样当手指提拉肌肉组织时不会有滑手的感觉。

轻柔地挤压组织，将组织提起来，朝着你自己的方向卷动，小心一点，不要拧

在你用拇指和其他四指提起一小块肌肉组织的时候，保持四指并拢，不要紧绷

▌在肌肉部位

▲ 放松双手和手腕，用拇指和其余四根手指以推-拉、卷动的方式轻柔地移动和伸展肌肉组织。松开后，再在下一块皮肤上重复这组动作，慢慢地移动，直到覆盖整个按摩部位。如果从骶骨向上卷动，站在你正卷动部位的那一侧，依次从两边向上完成整个部位的卷动按摩。

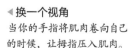

◀ **换一个视角**
当你的手指将肌肉卷向自己的时候，让拇指压入肌肉。

"当按摩时在顾客身体上感觉到皮肤中有紧绷感时，就重点按摩这个部位。"

有骨的区域

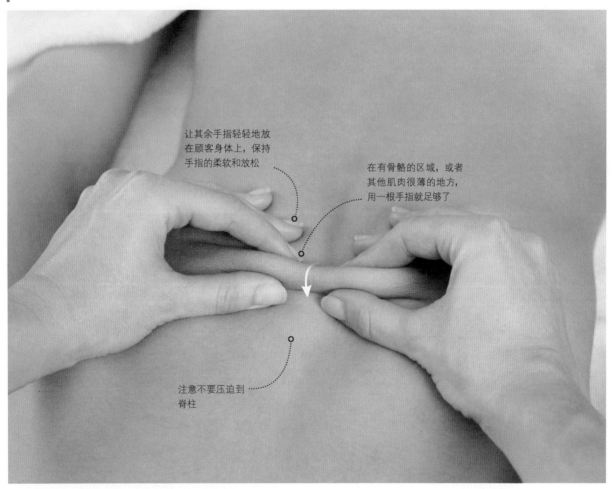

让其余手指轻轻地放在顾客身体上，保持手指的柔软和放松

在有骨骼的区域，或者其他肌肉很薄的地方，用一根手指就足够了

注意不要压迫到脊柱

▲ 皮肤卷动法可以用在有骨骼的区域，比如脊柱，这种可以提拉、不能压迫的区域。在后背做卷动按摩时，可以站在顾客头部一侧，倾下身体，尽可能地让自己舒服点；当你向下按摩到后背底部时，移到顾客身体的侧面。

基本手法
叩击法

叩击法，又称为叩抚法，是一种"唤醒、疏散"的按摩手法。它是一种强力的动态按摩，运用稳定而断续的节奏，唤醒顾客的身体，比如在按摩结束时将顾客从深度放松的状态中带出来；或者是为运动活动做准备；或者是疏通淤塞的部位。通常，叩击法要避开骨骼区域和颈部，以及伤口、静脉受损区、皮肤破损区及腹部。

节律敲击法

使用的时间	好处	按压力度
临近按摩结束时	激励	轻度到中度

这种叩击手法可以促进血液流向某个区域，帮助唤醒和激励身体。这种手法通常不会在骨骼区域进行，但是第66页中在后背中段采用的杯型叩打手法，有助于缓解卡他症状。在做敲、击或轻轻拍打动作时，要保持手腕的柔软与弹性。

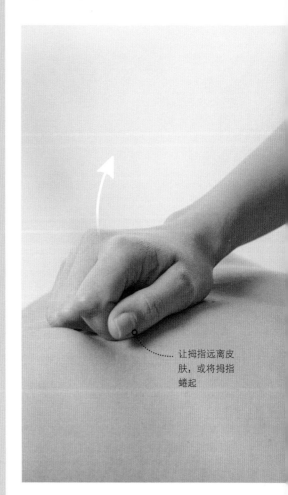

让拇指远离皮肤，或将拇指蜷起

> "节律敲击法可以刺激组织中的血液流动，激励身体。"

砍

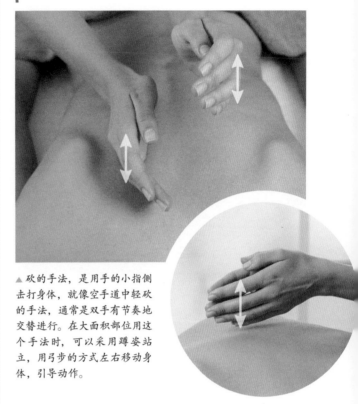

▲ 砍的手法，是用手的小指侧击打身体，就像空手道中轻砍的手法，通常是双手有节奏地交替进行。在大面积部位用这个手法时，可以采用蹲姿站立，用弓步的方式左右移动身体，引导动作。

▲ **替代手法**
你也可以双手合十做砍的动作。双手松松地合在一起，而不是紧紧地压在一起，让双手保持放松，指尖轻轻地相互接触。

连续拍打

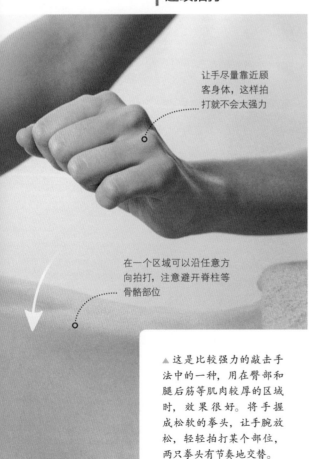

让手尽量靠近顾客身体，这样拍打就不会太强力

在一个区域可以沿任意方向拍打，注意避开脊柱等骨骼部位

▲ 这是比较强力的敲击手法中的一种，用在臀部和腿后筋等肌肉较厚的区域时，效果很好。将手握成松软的拳头，让手腕放松，轻轻拍打某个部位，两只拳头有节奏地交替。

未完待续 ▶

节律敲击法 接上页

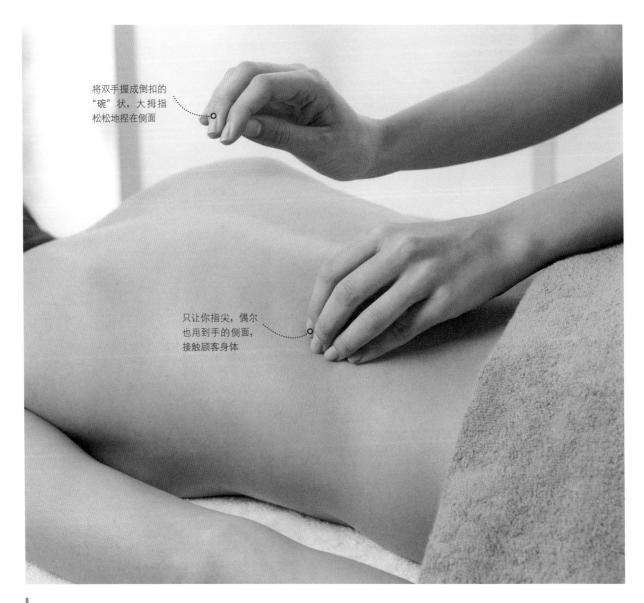

将双手握成倒扣的
"碗"状，大拇指
松松地捏在侧面

只让你指尖，偶尔
也用到手的侧面，
接触顾客身体

杯型叩打

▲ 将双手松松地握成杯状做连续拍打，会感觉力度
不像其他的叩击法那么重。这种有节奏的拍打通常用
于背部的胸腔区域，以帮助疏通淤塞。使用这种手法
时，也可以让顾客穿着衣服坐起来，靠在椅子上。

轻敲 —

用你的手指做轻轻地敲击，▷
就像雨滴一样，会让人感觉
充满活力与刺激，但同时也
会很放松。因此，它比其他
叩击法要略微平和一些。这
种较轻的敲击通常是用在头
皮和肩部（避开颈部），作为
头部按摩的一部分，或者以
更轻柔地动作，用在眼窝周
围，消除鼻窦阻塞。

当你的指尖
在像雨滴一
样做温柔的
"滴答"动作
时，要让手
掌保持不动

双手有节奏地
交替进行

最后的安抚

叩击标志着按摩的结束。在
叩击之后，也可以接着做羽
状轻抚，并在最终结束时，
将双手静置。

◁ **替代手法**
让所有手指一起，以一种更缓
慢的速度，轻轻敲打，会有一
种异常放松的体验。

基本手法
振动法

振动法是采用一种相当强力的肢体抖动，或者身体晃动的方法，缓解关节的限制，也可以是一种比较小的"颤动"动作，通常用指尖进行，主要是针对在按摩身体某一特定部位时，发现某一紧张的局部区域。通过指尖的细微颤动，让颤动到达皮肤深层，而不仅停留在皮肤表面，从而帮助打散组织中的粘连。

颤动法

使用的时间
按摩肢体前

好处
帮助顾客释放

按压力度
从微弱到非常
强力

这是一种辅助手法，有助于放松四肢（通常是手臂或手部），释放紧张感，放松组织，让按摩更方便地进行。按摩肢体之前，或者在两次划动按摩之间，你察觉到顾客肌肉间的紧绷感的时候，采用颤动法都是非常有用的。可以不用按摩油，以防止手滑，或者只用很少量的按摩油，防止挫伤皮肤。

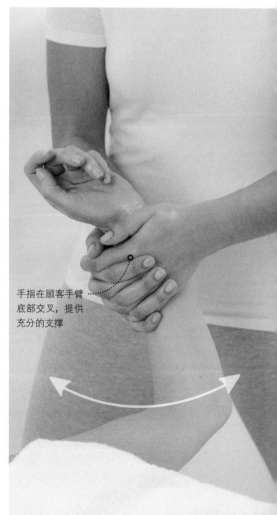

手指在顾客手臂
底部交叉，提供
充分的支撑

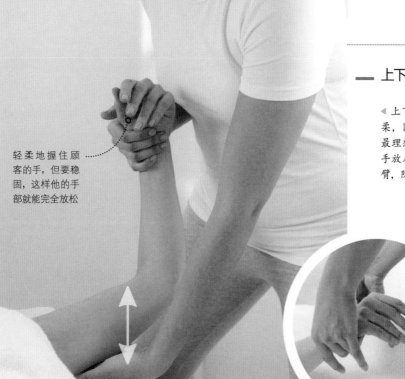

轻柔地握住顾客的手，但要稳固，这样他的手部就能完全放松

上下震动

◀ 上下颤动肢体时，动作要轻柔，因为这里的活动范围较小。最理想的做法是，将你较稳固的手放在按摩床上，垫着顾客的手臂，防止撞到按摩床。

◀ **替代手法**
在颤动手部时，将指尖放在顾客手腕下面，拇指轻轻放在上面，然后颤动。

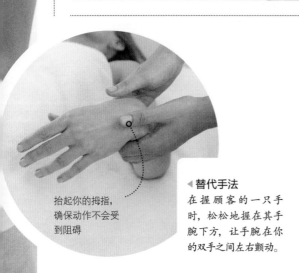

抬起你的拇指，确保动作不会受到阻碍

◀ **替代手法**
在握顾客的一只手时，松松地握在其手腕下方，让手腕在你的双手之间左右颤动。

左右颤动

◀ 左右颤动顾客的肢体或手既可以做得很温柔，也可以做得很用力。感受动作的幅度，如果感觉顾客僵硬就让动作轻一点。颤动一会儿，直到你觉得顾客的肢体或手部已经放松。

指尖颤动

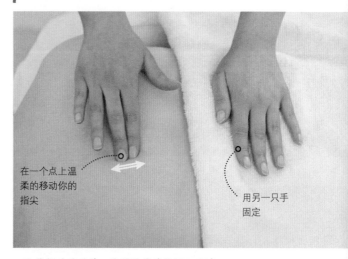

在一个点上温柔的移动你的指尖

用另一只手固定

▲ 这种颤动的动作，是通过将手指沉入顾客的肌肉中，振动皮肤下的组织来实现的。透过肌肉纤维，感知手指在向哪个方向运动时，肌肉的反应最敏感。

晃动法

使用的时间
按摩开始的时候

好处
与顾客建立连接

按压力度
轻度

晃动，或者称为脉冲，是一种有节奏的动作。一般会在按摩一开始的时候，隔着毛巾来做这个动作。它会帮助你和顾客之间建立起连接，并开始按摩之旅。它也可以帮助放松顾客紧张的部位或放松关节，如肩膀或腿部，让你不至于那么累。动作缓慢时，会产生放松的效果；动作快速时，会产生激励的效果。

单手晃动

让一只手静置于顾客骶骨上，将其身体固定。另一只手放在它旁边，轻轻推动身体，让顾客身体能够以一种细微的、柔和的方式晃动。以这种方式，用这只手沿躯干向上晃动，然后再向下晃动。之后交替双手，用你放在骶骨上的那只手沿腿部向下晃动，然后再向上晃动。

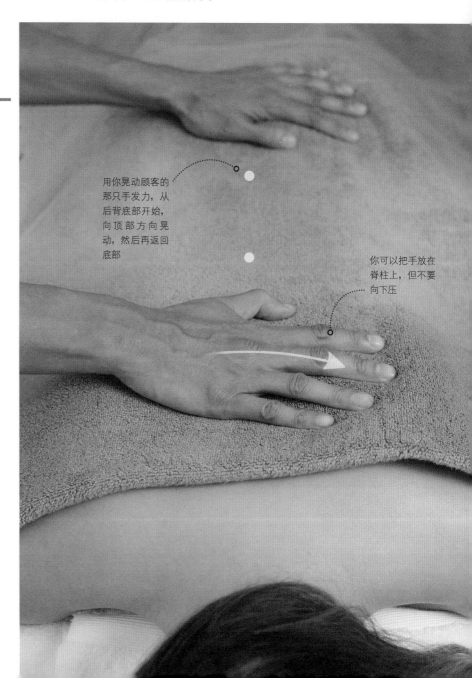

用你晃动顾客的那只手发力，从后背底部开始，向顶部方向晃动，然后再返回底部

你可以把手放在脊柱上，但不要向下压

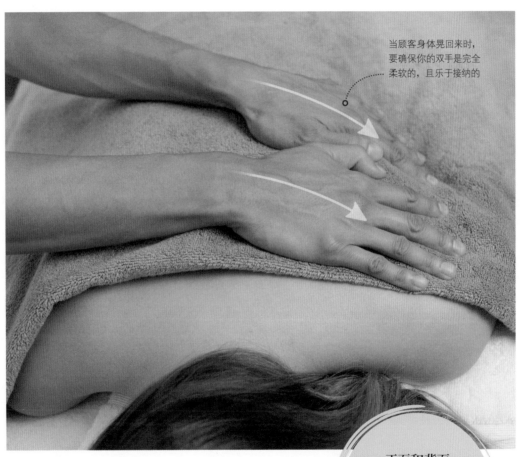

当顾客身体晃回来时，要确保你的双手是完全柔软的，且乐于接纳的

┃ 双手晃动

▲ 用双手晃动，释放顾客肩膀的紧张感。将双手放在顾客躯干上离你较远的一侧，或者离你最近的一侧（这样你会比较省力），注意避开脊柱。推开身体再晃动回来。多做几次，找到一个稳定的节奏。

正面和背面

在你晃动躯干时，顾客既可以面朝下躺着（俯卧），也可以面朝上躺着（仰卧）。

基本手法
按压法

这里的按压动作，对于感知和处理紧张区域、敏感区域，以及激痛点时，是很有用的（第130~133页）。在使用这些手法之前，务必先进行有舒缓作用的轻抚按摩来放松组织，否则按压可能会让顾客很痛苦，由此会让身体产生紧张感，而非放松。在用这种手法施加压力时，还需要注意你的拇指和手指，可以尝试使用你拇指的一侧，或者是放松的指腹（不是指尖）。在需要加重力度时，可以身体前倾，用另一只手臂、手或手指放在正在施压的那只手或手指上，以此来增加力度。

静态按压法与循环按压法

使用的时间	好处	按压力度
在轻抚或强力压捏之后	找出紧张的部位	中度到重度

这种小而慢的动作，主要是使用你的拇指来完成的，但也可以使用前臂，或者小心地使用肘部来完成。在进行静态按压时，要缓慢地增加力度，这样你就能感觉到组织的逐渐软化与释放。当你感觉到组织开始变得紧张时，可以将按压力度稍微减轻一点。对于面积略大一些的区域，可以采用循环按压法，让细微的循环动作来刺激皮下组织。

▎拇指静态按压

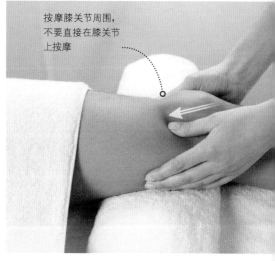

按摩膝关节周围，不要直接在膝关节上按摩

▲ 单用拇指，可以让你在按摩膝盖和肘关节等敏感部位时更加轻柔。按压时，只需要在关节周围的肌肉部位施加压力。

肘部静态按压

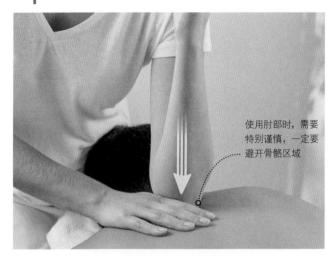

使用肘部时，需要特别谨慎，一定要避开骨骼区域

▲ 使用更尖锐的肘部来做按压，主要是针对男性，以及非常发达的肌肉部位，如放松臀肌或斜方肌。由于肘部不太敏感，所以不太可能感觉到顾客紧张的肌肉。

前臂静态按压

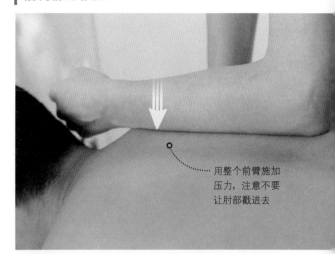

用整个前臂施加压力，注意不要让肘部戳进去

▲ 用前臂施加压力，让你可以利用自身的体重，来做深层组织的按摩，同时也让你的身体免受损伤。你可能需要降低按摩床的高度，来帮助你更好地完成深层组织按摩的动作。

拇指强化版静态按压

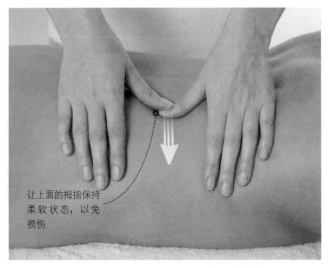

让上面的拇指保持柔软状态，以免损伤

▲ 让你的"感应"拇指，柔软且放松的放在顾客身体上（避开脊柱），将另一拇指叠放在上面，用于施加压力。当你施加压力时，这个强化动作就可以保护你下方的拇指。

拇指强化版循环按压

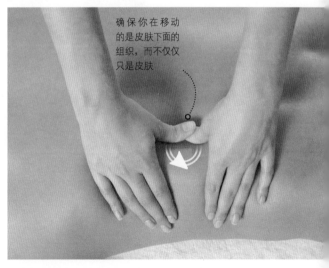

确保你在移动的是皮肤下面的组织，而不仅仅只是皮肤

▲ 将拇指叠放，加重按压力度做小旋转，有助于释放目标部位中的紧张感。可以先做一些初步的静压动作，再做这个强化版的静压动作。

基本手法
被动运动法

这些柔和而缓慢的拉伸、旋转、弯曲和伸展动作，可以让你在进行顾客某个部位的按摩之前，探索和评估它的自然活动范围。当你抱着尊重且谨慎的态度进行这些操作时，你就会感觉到顾客紧张的部位。这就意味着，你在停下来之前，需要轻轻地重复这个动作，直到紧张感被释放，并感受到一个新的阻力点。这种循序渐进的操作，可以帮助顾客关闭他们的自动保护反应机制，并向他们展示其身体可以承受的最大活动限度。整个过程中，顾客不会感觉到任何疼痛，只会体验到释放紧张的快感。

拉伸及移动

使用的时间	好处	按压力度
在开始或结束一个部位的按摩时	释放紧张	非常轻柔

　　轻柔地拉伸和辅助移动，可以帮助顾客在接受深层组织按摩之前得到放松，或者也可以在结束一个部位的按摩时进行，考察组织释放的程度。你的动作应该是平稳的、缓慢的，不要用力。拉伸颈部时要谨慎，如果颈部曾经受过伤，就不要动它；避免拉伸活动过度的关节；对待孕妇要更加谨慎，因为激素会软化软骨，从而增加了受伤的风险。

颈部8字移动

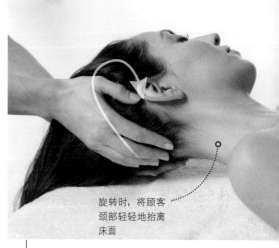

旋转时，将顾客颈部轻轻地抬离床面

① 双手稳稳地托住顾客头部，慢慢地将颈部向一侧移动，同时感受阻力点。

▎手臂拉伸

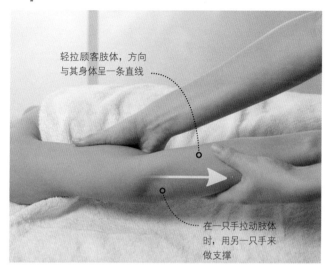

轻拉顾客肢体，方向与其身体呈一条直线

在一只手拉动肢体时，用另一只手来做支撑

▲ 让顾客完全放松，然后利用你身体的重量向后轻拉肢体，直到感觉到有一些阻力。

▎颈部拉伸

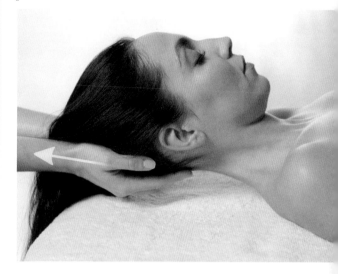

▲ 将手指放在顾客枕骨脊下，让头部仿佛处于摇篮之中，之后身体向后倾斜，施加一点牵引力，直到你感觉到顾客颈部被轻轻地拉伸。

平稳地转动顾客颈部，慢慢地勾勒出其活动范围

② 轻轻地让颈部向另一侧微微扭转，做出一个8字形的动作。将这个动作重复几次，确保动作要小且慢，还要稳固。

▎传递肢体

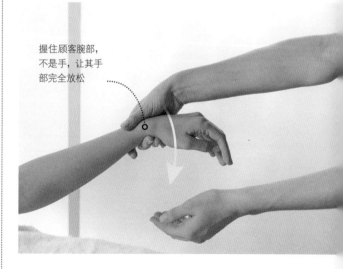

握住顾客腕部，不是手，让其手部完全放松

▲ 以缓慢而流畅的动作，将伸展的肢体从你的一只手向另一只手来回传递，帮助顾客达到全然放松的状态。

旋转法

使用的时间
在按摩肢体或者
某个部位之前

好处
促进放松

动作
循环

旋转是一种非常缓慢的被动运动，在你对顾客的某个部位进行深层按摩之前，比如紧绷的双腿、手臂、颈部或肩膀，你要先带着此部位完整地通过它的整个活动范围。这种缓慢而有支撑的动作，可以帮助你评估被动运动的活动范围，同时鼓励顾客放松下来，释放内在的紧张感。在做旋转动作的时候，让自己完全放松，保持专注，是很重要的。

头部旋转

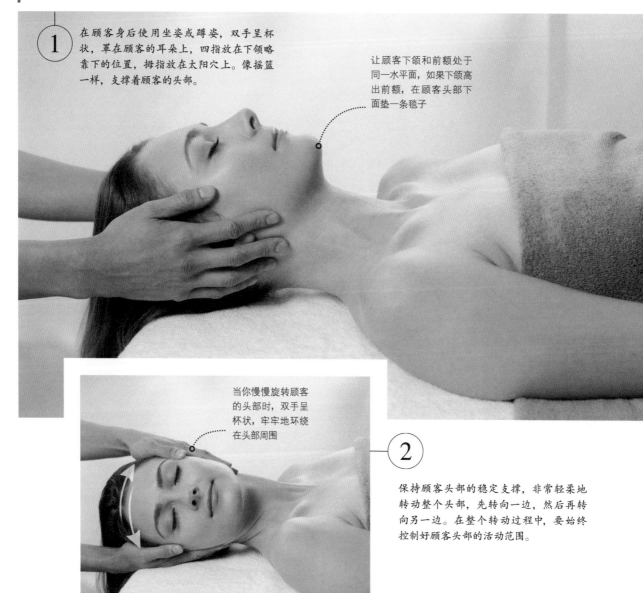

1 在顾客身后使用坐姿或蹲姿，双手呈杯状，罩在顾客的耳朵上，四指放在下颌略靠下的位置，拇指放在太阳穴上。像摇篮一样，支撑着顾客的头部。

让顾客下颌和前额处于同一水平面，如果下颌高出前额，在顾客头部下面垫一条毯子

当你慢慢旋转顾客的头部时，双手呈杯状，牢牢地环绕在头部周围

2 保持顾客头部的稳定支撑，非常轻柔地转动整个头部，先转向一边，然后再转向另一边。在整个转动过程中，要始终控制好顾客头部的活动范围。

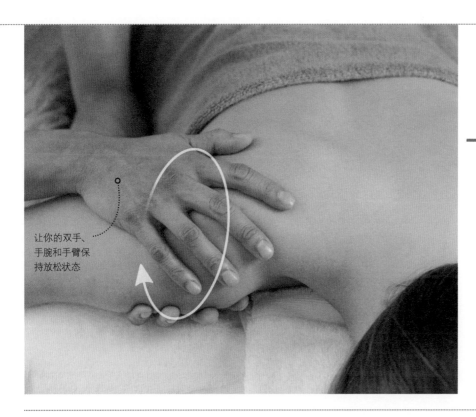

让你的双手、手腕和手臂保持放松状态

肩部旋转

◢ 这个旋转动作是专门针对肩膀的。一只手在下方支撑顾客肩膀，另一只手从上面盖住肩膀，轻轻抬起肩部，缓慢而有节奏地向两个方向做旋转运动。

手部和手指旋转

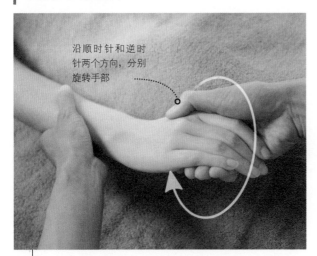

沿顺时针和逆时针两个方向，分别旋转手部

① 将顾客手臂放低，一只手握住顾客前臂，作为支撑，尽量握得松散点，以免传递紧张感。同时，另一只手握住手部，做画小圈的动作，旋转腕关节。

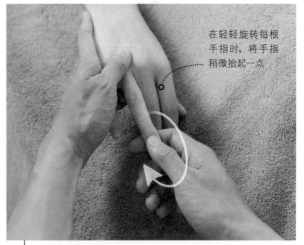

在轻轻旋转每根手指时，将手指稍微抬起一点

② 将顾客手腕旋转几次之后，移到手指上，依次旋转每根手指。握住手部关节处，旋转每个指尖。让你的手腕保持伸直，以免扭伤。

全身按摩

一套全身按摩的整体方案，是将基本的瑞典式按摩手法（第38~77页）融合成为一套完整的流动而连贯的按摩动作。接下来的内容可以作为你职业的起点，你可以根据自己想要解决的问题进行适当调整。在这里，利用轻抚来延展按摩油，滑过全身，再通过压捏手法软化组织，之后再进行有针对性的深层组织按摩。从背部开始，有条不紊地按摩身体的各个部位，缓慢地、均匀地向前移动，始终与顾客保持接触的状态。力度的增加和减少，可以起到激励和放松的效果。始终与顾客保持接触有助于顾客进入深度放松，并完全沉浸于按摩中。

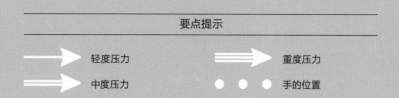

要点提示

轻度压力　　　　　　　　　重度压力

中度压力　　　　　　　　　手的位置

手法的整合

当你准备好，要把学到的基本手法运用到全身按摩中时，先花点时间考虑一下，怎样把这些手法整合在一起，以及按摩的实际要素。你要知道，需要使用哪些手法来保持按摩的连贯性，以及如何安置顾客、如何放置毛巾、如何在最小的干扰下帮助顾客变换位置，以便让整个按摩成为一个让人享受的过程，让你和顾客都能得到放松。

需要考虑的事情

在进入第82~107页的分步骤讲解之前，先浏览一下这份实用指南，可以帮助你做好充分准备，从而感觉更自信、更放松。

连贯的按摩

全身按摩对顾客来讲，应该是轻松而连贯的，你连续地触摸会让人感到安心，让顾客可以完全地放松。如何将这些划动和施压动作连接起来，让你按摩的每个部位可以无缝衔接到下一个部位，非常关键。轻抚手法是按摩的基础。这些顺滑的动作，可以帮助你到达一定的深度，让组织逐渐软化；在深度按摩之后，还可以再用它们来安抚组织；当要从一个部位转到另一个部位时，它们也是非常有用的工具。当你需要在按摩台周围移动时，只需简单地把手放在顾客身体上，就可以时刻保持与顾客之间不间断的连接，从而让顾客感到安心，确保维持按摩的连贯性。要留意毛巾，以防被它们干扰。时刻关注并调整毛巾，以确保顾客在整个按摩过程中，都能维持其体面形象。

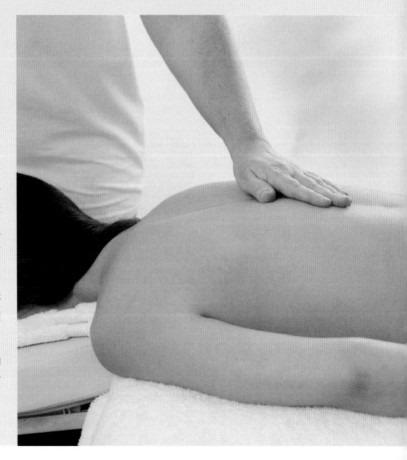

给按摩分配时间

一次全身按摩通常是1小时的时长，但也可能会长达1.5小时。规划时间最简单的方法是将身体分成几个部分，为每一个部分分别分配一个大致时间。这样就能为你提供一个粗略的参考，不过你要考虑到，可能需要根据特定需求来调整时间。比如，如果顾客的肩膀很僵硬，你可能会想要花更多的时间在肩膀上。这里有一张1小时按摩的时间表，供大家参考，大家可以根据需要进行调整：

顾客俯卧（面朝下）时
- 背部、肩膀和颈部，共20分钟
- 腿和脚，各5分钟

顾客仰卧（面朝上）时
- 脚和腿，各5分钟
- 腹部5分钟
- 手臂和手，各5分钟
- 上胸、颈部、面部和头部，共5分钟

上按摩床

告诉顾客哪些衣服需要脱掉，哪些可以留下：内裤可以留下，其他衣服（以及珠宝和眼镜）通常可以去掉。用毛巾环绕在他们周围，为他们创建一个换衣服的私人空间。

如果顾客可以自己脸朝下躺着，不需要你的帮忙，让他把毛巾纵向拉过来，像毛毯一样盖在身体上。一旦他们准备就绪，将毛巾理平整，用它盖住肩膀。垂直放置第二条毛巾，并将它塞在第一条下面，遮住腿和脚，然后将

◀ **连续接触**
始终与顾客保持接触，以确保整个按摩过程的流畅性。

它理平整。如果脚踝下有空隙，在下面垫一条折叠的毛巾或垫枕。然后，将下面毛巾的上端塞进内衣里。用湿巾或法兰绒巾为顾客擦脚，之后将你的手擦干净。在开始按摩前，要确保你的手是温暖的。

翻转

当让顾客由俯卧调整为仰卧时，先取下脚踝处的支撑，让顾客慢慢转向你。将你近侧的毛巾固定住，抬起毛巾较远的一侧。在顾客完成转身后，如果需要的话，将支撑垫放在膝盖和头部下面。

结束按摩

将顾客的整个身体盖好，让他们独处几分钟，再让他们慢慢起床，穿上衣服。衣服穿好后，喝一些饮用水。建议他们暂时不要洗澡，使按摩油继续滋养身体，同时建议他们当天要大量饮水，避免大餐和饮酒，以帮助身体排毒；另外，如果你为他们定制的按摩油还有剩余的话，交给他们带走。

需要帮助的时候

如果按摩结束后，顾客在离开按摩床时需要帮助，请遵循以下步骤：
- 如果顾客面朝下躺着，让他们翻转成面朝上的仰卧状态（关于翻转的做法，见上）。
- 先让顾客把手臂放在上层的毛巾上，然后将盖着腿和脚的毛巾拿开。拿着按摩床近侧的毛巾，让顾客翻转成面朝你的侧卧姿势。
- 确保顾客背后的毛巾是安全遮盖的，让顾客将腿从按摩床上移下来，两条手臂用力，将自己推起成坐姿，将毛巾裹在他们身上。
- 让顾客至少先坐1分钟——这时候可以给他们一些饮用水——然后再起身。
- 系好毛巾，帮助顾客离开按摩床。在整个过程中，都要始终让他们保持尊严。

背部、肩膀和颈部

　　背部、肩膀和颈部是需要按摩的比较大的部位，也是紧张感较强的部位。所以，全身按摩通常会从这里开始，而且按摩中的大部分时间也都用在这些部位。我们需要关注的重点是下背部、上背部以及肩膀，而不是中背部。按摩中背部时，你需要轻轻地越过肾脏部位。开始时要慢一点，让顾客平稳自己的呼吸，逐渐适应你的触摸。

使用的基本手法
○ 扇形轻抚法，第40页
○ 8字轻抚法，第50页

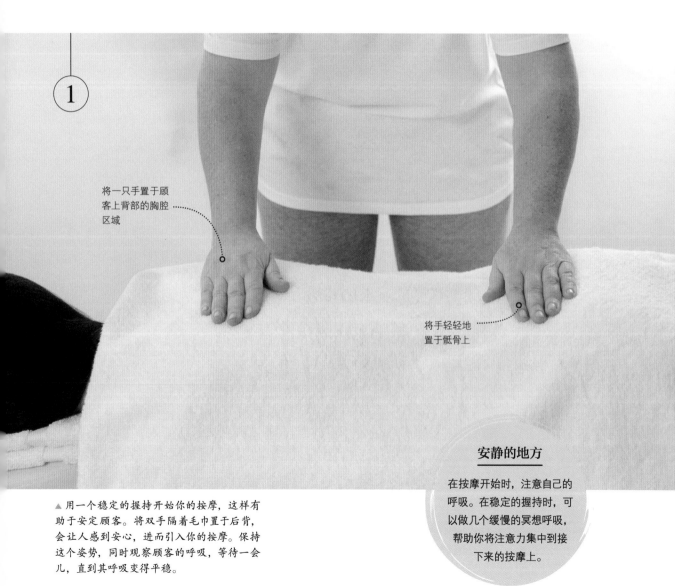

① 将一只手置于顾客上背部的胸腔区域

将手轻轻地置于骶骨上

▲ 用一个稳定的握持开始你的按摩，这样有助于安定顾客。将双手隔着毛巾置于后背，会让人感到安心，进而引入你的按摩。保持这个姿势，同时观察顾客的呼吸，等待一会儿，直到其呼吸变得平稳。

安静的地方

在按摩开始时，注意自己的呼吸。在稳定的握持时，可以做几个缓慢的冥想呼吸，帮助你将注意力集中到接下来的按摩上。

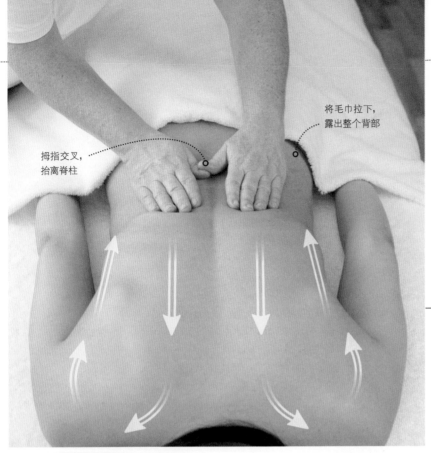

拇指交叉，
抬离脊柱

将毛巾拉下，
露出整个背部

②

从后背开始按摩，用轻抚手法温暖组织，让筋膜从肌肉中释放。给双手涂上按摩油（第32页），先画出一个大扇形，将按摩油延展在后背上。双手向上滑动，呈杯状扣住双肩，然后以扇形向下，扫过身体两侧。

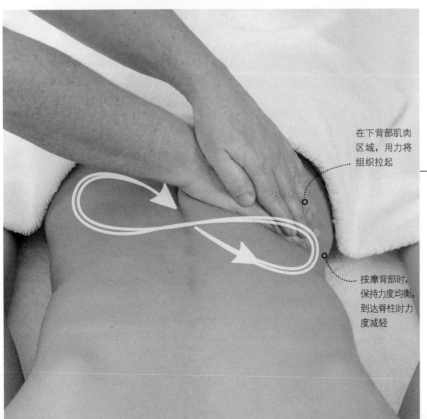

在下背部肌肉
区域，用力将
组织拉起

按摩背部时，
保持力度均衡，
到达脊柱时力
度减轻

③

按摩背部时，要有条理。从下背部开始，用强化手法在骶骨上画出一个8字形轨迹，然后继续沿背部向上画出更多的8字形轨迹。按摩肌肉区域时要非常用力，这样顾客就会感到组织正在放松。到达顶部时，直接从双肩越过。最后，再用画一个大的扇形作为结束。这次的方向，是后背的顶部到底部。

未完待续 ▶

背部、肩膀和颈部 接上页

使用的基本手法

○ 揉捏法，第60页
○ 圆形轻抚法，第46页
○ 千手轻抚法，第42页
○ 十字轻抚法，第48页
○ 晃动法，第70页

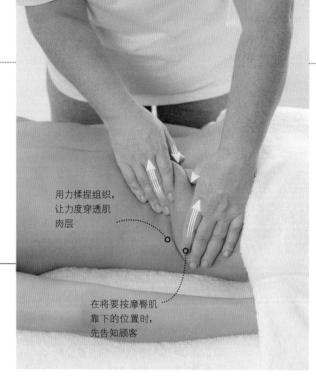

用力揉捏组织，让力度穿透肌肉层

在将要按摩臀肌靠下的位置时，先告知顾客

④ 将你的注意力转移到下背部，在这个区域多花点时间。用手指和拇指深入揉捏后背另一侧（对侧）的肌肉，让肌肉完全温暖，为更深层次的组织按摩做准备。

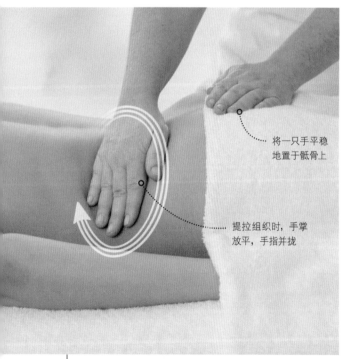

将一只手平稳地置于骶骨上

提拉组织时，手掌放平，手指并拢

⑤ 现在，用你的手掌对臀肌施加更大的压力，确认顾客是否感觉舒适。用手慢慢地做圆周运动，将手推入组织深层，注意避开脊柱。

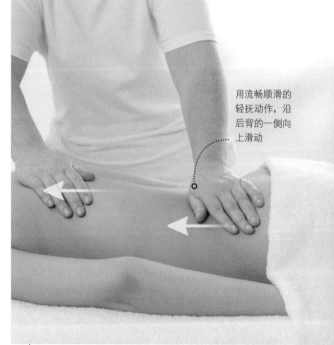

用流畅顺滑的轻抚动作，沿后背的一侧向上滑动

⑥ 以力度较轻的轻抚动作来安抚组织，结束下背部这一侧的按摩。然后，用千手轻抚法或十字轻抚法，向上移动，越过肩部，来到顾客身体的另一侧。

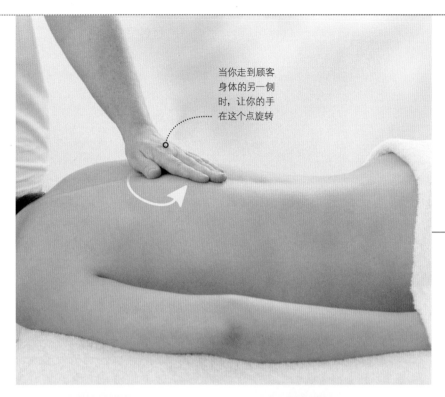

当你走到顾客
身体的另一侧
时，让你的手
在这个点旋转

7

当你需要移动到顾客身体的另一
侧进行按摩时，始终保持一只
手停留在后背，以确保不会与顾
客断开接触。当对方面朝下俯卧
时，这种持续的接触会让顾客知
道你在哪里，也会让顾客随时都
能知道发生了什么。在对侧重复
上述的所有动作。

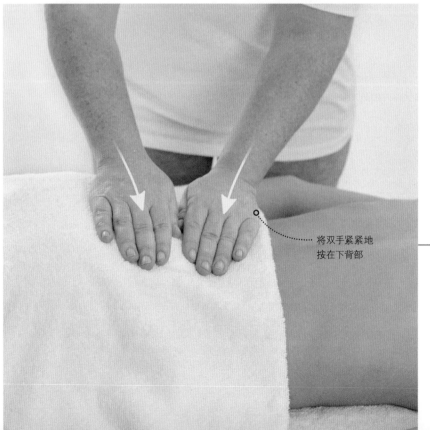

将双手紧紧地
按在下背部

8

在你结束下背部的按摩后，用毛巾
盖好。双手置于毛巾上，在后背轻
轻地晃动。在你转移到上背部和
肩部前，这些动作会让下背部保
持温暖，同时发出一个信号——
这个部位的按摩已经结束。

未完待续 ▶

背部、肩膀和颈部 接上页

使用的基本手法
○ 圆形轻抚法，第46页
○ 深推法，第52页
○ 静态按压法，第72页

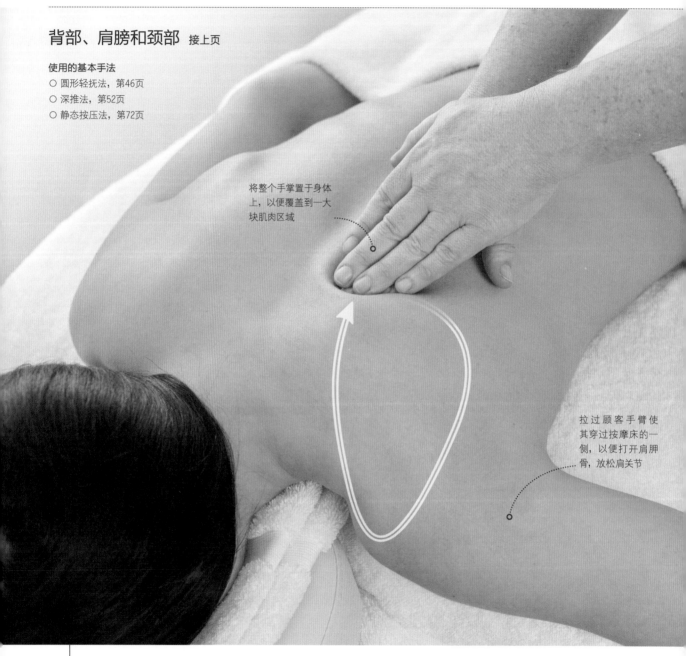

将整个手掌置于身体上，以便覆盖到一大块肌肉区域

拉过顾客手臂使其穿过按摩床的一侧，以便打开肩胛骨，放松肩关节

9 向上移动来到顾客肩部，用加强的手法环绕整个肩胛骨。站在顾客肩膀的同一侧（同侧）位置，开始的时候力度比较轻，然后随着继续划动增加施压力度，组织开始放松。做几次旋转按摩。

"逐渐增加压力，当你按摩一个区域时，感觉顾客组织的逐渐放松。"

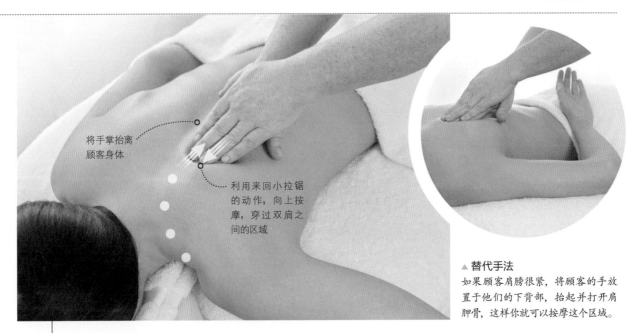

将手掌抬离
顾客身体

利用来回小拉锯
的动作，向上按
摩，穿过双肩之
间的区域

▲ 替代手法
如果顾客肩膀很紧，将顾客的手放
置于他们的下背部，抬起并打开肩
胛骨，这样你就可以按摩这个区域。

⑩ 使用刚才的加强手法进行更深入的按摩，以一种前后移动的拉锯手法，穿过肩膀之间的区域并向下按进肌肉组织。检查顾客的舒适度，当你触到其背部上方的神经时要小心。最后，再用另一只手，整只手做画圆动作，安抚组织。

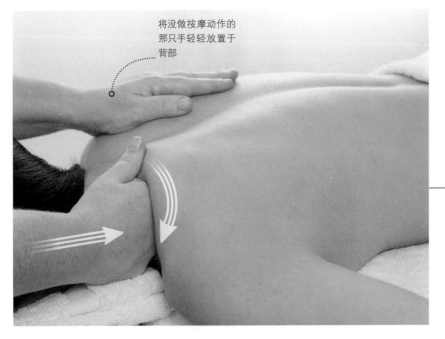

将没做按摩动作的
那只手轻轻放置于
背部

⑪

站立在按摩台的前端，开始按摩顾客颈部。将手紧握成拳，向下压入顾客颈部的曲线。向前推，深入肌肉，然后让你的拳头向顾客的肩膀中间呈扇形扫出。在做这种更重力度的按摩时，注意要让动作非常缓慢。重复2~3次。

未完待续 ▶

背部、肩膀和颈部 接上页

使用的基本手法
○ 揉捏法，第60页
○ 圆形轻抚法，第46页
○ 滑行轻抚法，第44页
○ 拉伸及移动，第74页

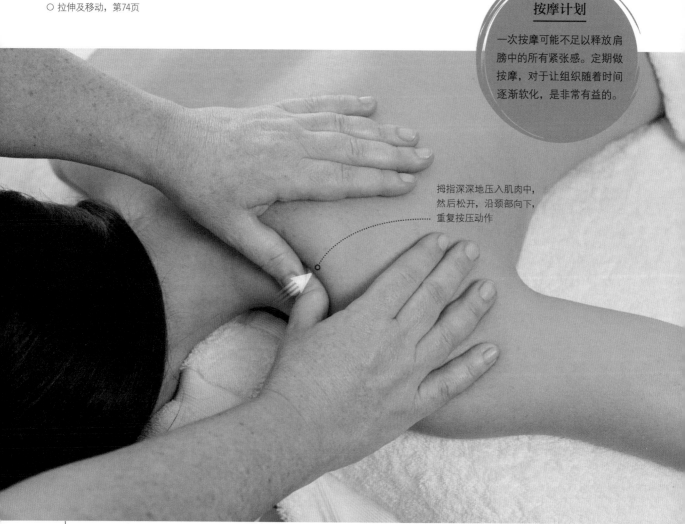

按摩计划

一次按摩可能不足以释放肩膀中的所有紧张感。定期做按摩，对于让组织随着时间逐渐软化，是非常有益的。

拇指深深地压入肌肉中，然后松开，沿颈部向下，重复按压动作

12 现在，将拇指叠放，增加力度，压入肌肉组织。从顾客头的底部开始，随后沿颈部向下移动，环绕肩胛骨。采用蹲姿，移动时利用身体的重量，以便保护你的拇指（你也可以用另一只手的手掌施压，来保护你的拇指）。如果组织非常紧，可以沿着脊柱一侧的斜方肌，向下按摩。

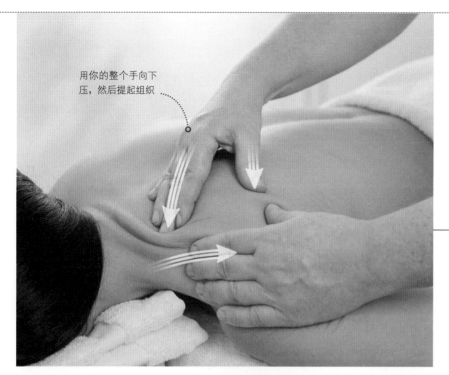

用你的整个手向下
压，然后提起组织

⑬

深度按压后，在肩膀上揉一揉，安抚一下组织。如果在这时仍然能感觉到顾客组织的紧张感，试着做一下更深层的组织按摩，来放松它们。再用一个强化手法画圆作为安抚，结束这个部位的按摩。然后，把顾客手臂放回床上。

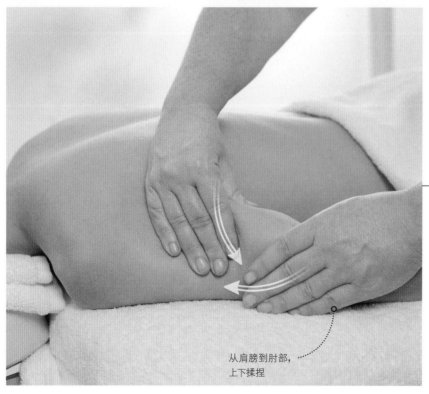

⑭

轻轻按摩上臂，然后再做一些揉捏动作。这样会将肩膀与三头肌的按摩连贯起来，确保你不会漏掉顾客肩膀的边缘。在对侧的肩膀和手臂重复前面的每个动作。最后用轻抚法按摩整个背部，轻轻拉伸颈部作为结束。用毛巾盖好后背，轻抚双肩，然后将双手置于顾客背部，标志着这个部位按摩的结束。

从肩膀到肘部，
上下揉捏

双腿后侧

在疲劳时，人的双腿会变得沉重而迟缓，但仍然要承受每天的压力。按摩双腿，可以同时起到放松和激励的作用，并对整个身体产生积极的影响。检查顾客下背部，看是否有夹紧的感觉，如果有的话，可以让其双腿稍微分开一点，有助于放松。另外，如果脚踝下有空隙，可以在下面垫一条卷起来的毛巾，作为支撑。

使用的基本手法
○ 千手轻抚法，第42页
○ 滑行轻抚法，第44页
○ 扭转法，第56页
○ 深推法，第52页
○ 揉捏法，第60页

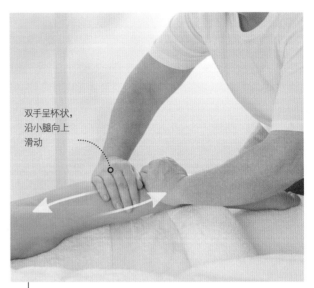

双手呈杯状，沿小腿向上滑动

① 在整个腿部上下轻抚。按摩小腿时，双手呈杯状；按摩大腿时，使用千手轻抚法。注意在按摩到膝盖时，力度一定要轻。这样的手法可以温暖组织，而且大面积的滑行按摩也会让人感觉非常舒服。

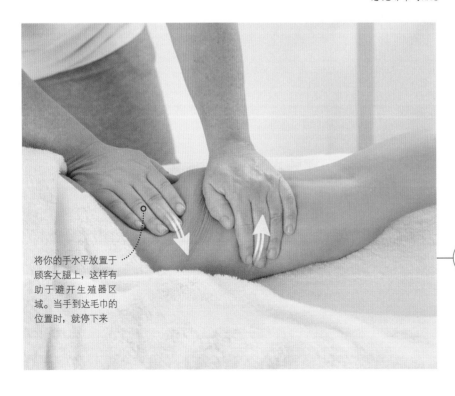

将你的手水平放置于顾客大腿上，这样有助于避开生殖器区域。当手到达毛巾的位置时，就停下来

防止堵塞

先揉捏大腿，再揉捏小腿。这样可以先排出大腿上部的淋巴废物，消除阻塞，确保废物可以从小腿顺利排出。

② 在使用力度较轻的轻抚温暖大腿组织之后，用扭转手法来按摩大腿后部，释放压力，帮助排出废物。接下来，可以继续使用其他的压捏手法。

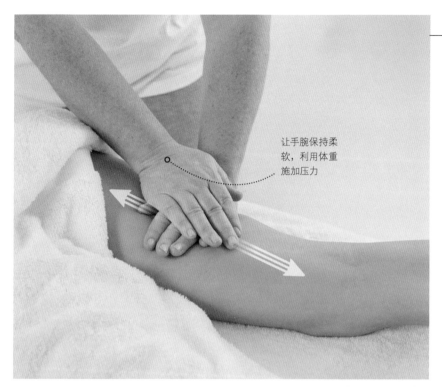

让手腕保持柔软，利用体重施加压力

③ 现在，使用强化手法，将按摩深入大腿的肌肉中。从臀上部的肌肉开始，向下到膝盖前停止，然后转回去向上按摩。注意，动作要缓慢且小心。强化手法也可以用在按摩小腿上，但仅限于一个方向，从脚踝到膝盖。

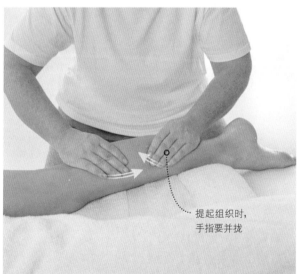

提起组织时，手指要并拢

④ 压捏小腿时，身体蹲低一点，用左右移动的方式来引导动作。从脚踝以上到膝窝以下区域，上下揉捏肥厚肌肉。

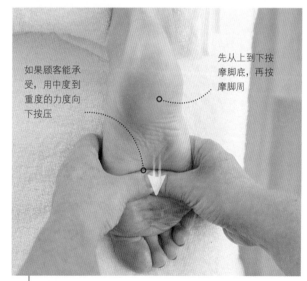

如果顾客能承受，用中度到重度的力度向下按压

先从上到下按摩脚底，再按摩脚周

⑤ 最后按摩脚，不过最好先检查一下，顾客是否乐意自己的脚被触摸。使用拇指强化手法放松组织，在有阻力的区域仔细按摩。之后，换另一只脚，重复所有按摩动作。

双脚和双腿前侧

　　当你准备按摩顾客身体前侧时，先帮他翻转成平躺姿势——仰卧（第81页）。翻转之后，要确保顾客感觉舒适，可以在膝盖下放置一个卷好的毛巾、垫枕或枕头作为支撑。整理好毛巾，以保证顾客的温暖和形象的体面。请顾客做几次深呼吸，同时将你的双手置于顾客的双腿上，做静持。在你将动作上移，按摩上半身之前，先按摩双腿和双脚的前侧，以便完成对身体这两个部位的按摩。

使用的基本手法
○ 滑行轻抚法，第44页
○ 千手轻抚法，第42页
○ 扭转法，第56页
○ 揉捏法，第60页
○ 深推法，第52页

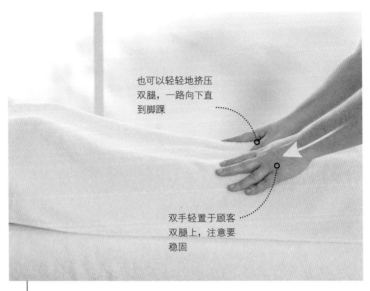

也可以轻轻地挤压双腿，一路向下直到脚踝

双手轻置于顾客双腿上，注意要稳固

① 在顾客翻转之后，隔着毛巾，将双手置于其双腿之上，给他一点时间平复呼吸，也在按摩上半身之前，给自己一点时间，重新集中注意力。

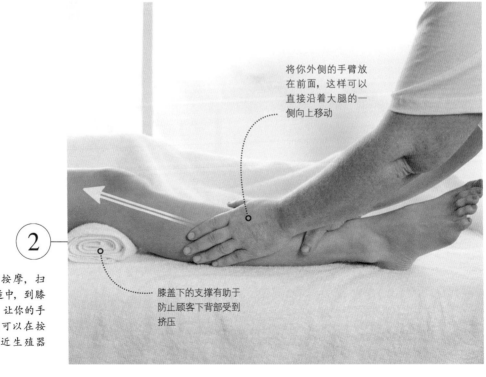

将你外侧的手臂放在前面，这样可以直接沿着大腿的一侧向上移动

② 运用长长地划动向上按摩，扫过整个腿部，用力要适中，到膝盖骨位置时减轻力度。让你的手保持"V"形，这样就可以在按摩整条腿时，避免靠近生殖器区域。

膝盖下的支撑有助于防止顾客下背部受到挤压

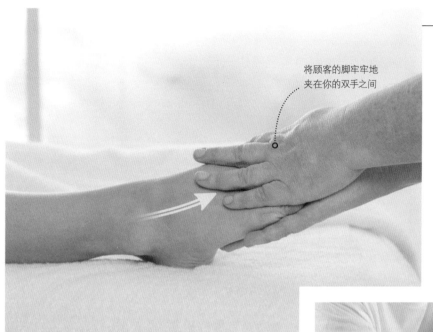

将顾客的脚牢牢地夹在你的双手之间

③ 沿着腿向下滑回来，双手握住顾客脚部完成一次动作。随后，双手滑到脚部末端，轻轻地将脚向外做拉伸，停留一会儿，将双手滑开。

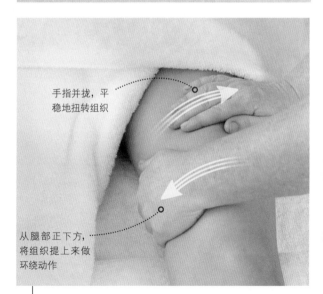

手指并拢，平稳地扭转组织

从腿部正下方，将组织提上来做环绕动作

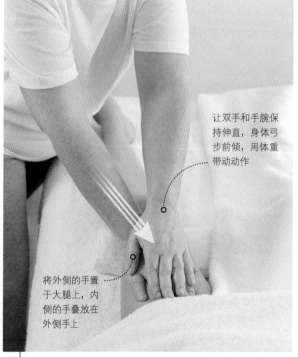

让双手和手腕保持伸直，身体弓步前倾，用体重带动动作

将外侧的手置于大腿上，内侧的手叠放在外侧手上

④ 来到大腿。以比较用力的千手轻抚法作为开始，接着再使用力度较大的压捏法，让按摩到达比较深层的位置。先在肌肉区域做扭转动作，如上图所示，然后做一些有力的揉捏，以此来温暖组织，强化肌肉。

⑤ 使用强化手法，从膝盖以上，沿大腿向上施加更大的压力。首先要轻轻地压入组织，沿着组织进行按压，不要直接下压，那样会损伤组织。最后，做一些有安抚功效的轻抚动作，结束大腿的按摩。

未完待续 ▶

双脚和双腿前侧 接上页

使用的基本手法
○ 静态按压法，第72页
○ 揉捏法，第60页
○ 圆形轻抚法，第46页
○ 拉伸及移动，第74页

> "面对顾客身体，有节奏地左右移动你的身体，上下按摩肢体。"

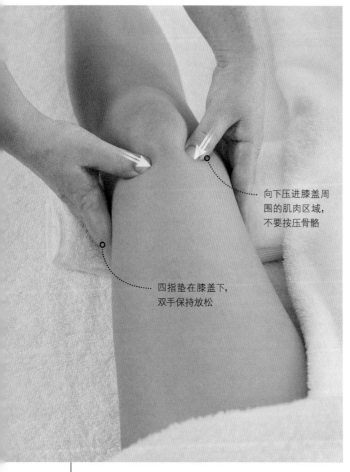

向下压进膝盖周围的肌肉区域，不要按压骨骼

四指垫在膝盖下，双手保持放松

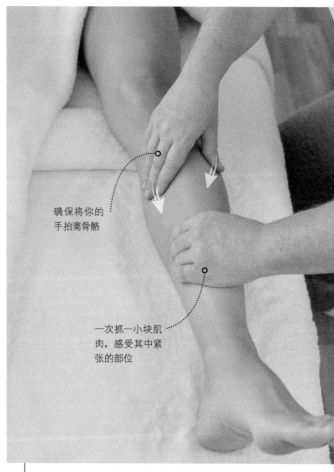

确保将你的手抬离骨骼

一次抓一小块肌肉，感受其中紧张的部位

⑥ 在膝盖周围做轻柔按摩，不要在膝盖上做按摩。在膝盖周围的压痛点上，用拇指做静态按压，要从上到下按。向上滑回压痛点，或向上一路按回压痛点。

⑦ 轻抚小腿，然后更深入地揉捏骨骼两侧的肌肉区域。有节奏地左右移动你的身体，沿着小腿上下做按摩。最后，用一些安抚的按摩作为结束动作。

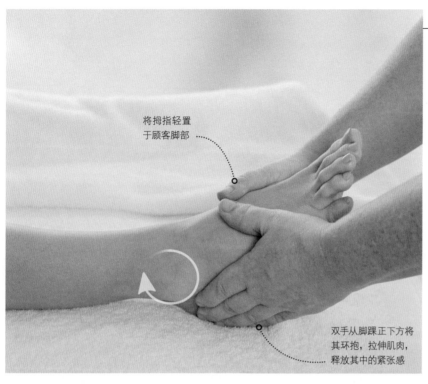

⑧

向下移动到顾客脚部——一个经常处于紧张的部位——用放松的轻抚动作来温暖组织。用手指在踝骨周围画圈，力度适中，同时按摩脚部两侧，以舒缓和放松组织。

将拇指轻置于顾客脚部

双手从脚踝正下方将其环抱，拉伸肌肉，释放其中的紧张感

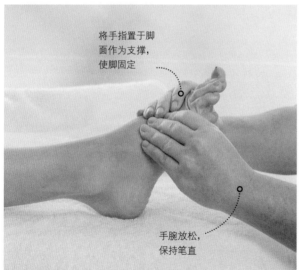

将手指置于脚面作为支撑，使脚固定

手腕放松，保持笔直

⑨ 接下来，用拇指揉捏脚底，将按摩深入组织，用以释放这个辛劳部位中的紧张感。从脚底揉捏到脚面，然后再往下揉回去，就像画了一个拉长的圆圈。

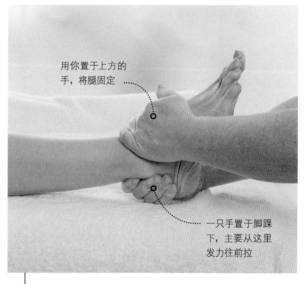

用你置于上方的手，将腿固定

一只手置于脚踝下，主要从这里发力往前拉

⑩ 上下轻抚腿部，最后，用一个拉伸整条腿的动作，作为结束。弓箭步姿势，利用身体的重量向后倾斜，给顾客腿部一个拉伸的力，以释放其臀部的紧张感。换另一条腿，重复所有按摩动作。

腹部

在这个重要的区域内部，"住"着好几个内部器官，在按摩的时候，顾客会很敏感。所以，你需要事先与顾客确认，他是否乐意你为他按摩腹部。如果在按摩腹部时，顾客感到舒服，那么，这将会是他们整个按摩过程中，非常滋养且平和的一部分，因为你在按摩身体的"能量中心"。腹部按摩的关键是，动作要非常轻柔、缓慢，并逐渐增加按摩的力度，扩大按摩的面积。

使用的基本手法
○ 圆形轻抚法，第46页
○ 滑行轻抚法，第44页

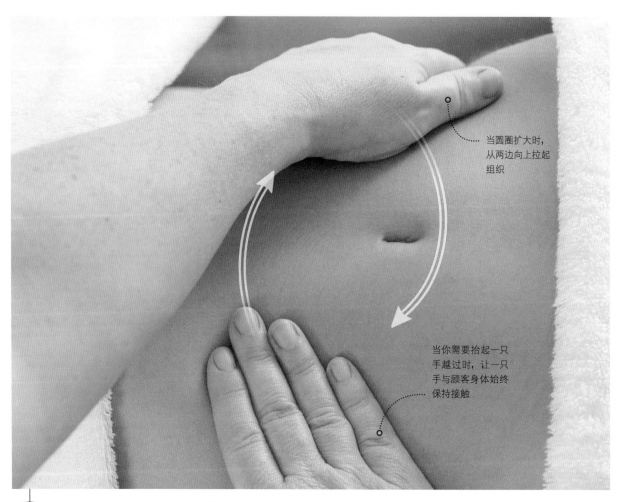

当圆圈扩大时，从两边向上拉起组织

当你需要抬起一只手越过时，让一只手与顾客身体始终保持接触

(1) 以轻柔地画圈轻抚，开始腹部按摩。从下方开始，用两只手缓慢地顺着肠道的方向，顺时针画小圆圈。逐渐扩大圆圈，施加压力。

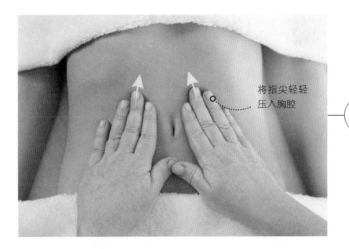

将指尖轻轻压入胸腔

2

按照图中所示，以及步骤3和步骤4的后续动作，按顺序循环进行拉和伸的动作。这三个步骤应该形成一个连贯的动作，一次性完成。首先，将双手置于胸腔下方，肚脐两侧。

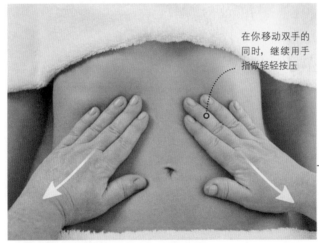

在你移动双手的同时，继续用手指做轻轻按压

3

从步骤2的位置开始，手掌向相反方向，向外扫过肋骨，直接到身体两侧。

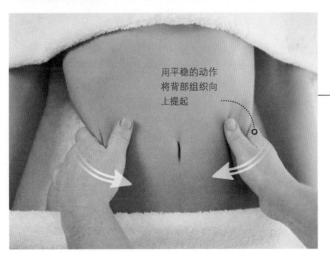

用平稳的动作将背部组织向上提起

4

当你向下扫出双手时，用四指从下面勾住顾客身体，注意避开脊柱，将肌肉聚拢，再把它们捞起来，同时向上提起。这一系列动作，让顾客腹部和下背部的紧张感同时得到了释放。与此同时，连接骨盆区域的肌肉也得到了按摩，背部的神经也得到了安抚。

双手和双臂

通常，来自肩膀的长期紧张感，在双手和双臂也能感觉到。所以，千万不要忽视身体的这一部分。把双手和双臂看作是双肩的延伸，是很重要的。我们的双手也做了大量的工作，大部分还是重复性的，而且双手和双臂都会持有紧张感，所以按摩对它们而言，是非常有益的。

使用的基本手法

○ 颤动法，第68页

○ 滑行轻抚法，第44页

○ 揉捏法，第60页

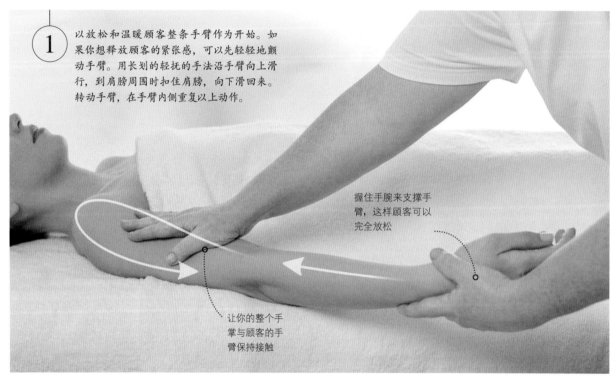

① 以放松和温暖顾客整条手臂作为开始。如果你想释放顾客的紧张感，可以先轻轻地颤动手臂。用长划的轻抚的手法沿手臂向上滑行，到肩膀周围时扣住肩膀，向下滑回来。转动手臂，在手臂内侧重复以上动作。

握住手腕来支撑手臂，这样顾客可以完全放松

让你的整个手掌与顾客的手臂保持接触

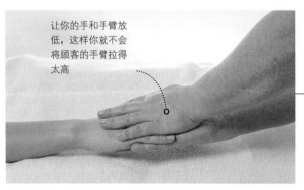

让你的手和手臂放低，这样你就不会将顾客的手臂拉得太高

② 双手夹住顾客的手部，握紧，但不要按压，然后身体向后倾斜，做一个轻轻地拉扯，让顾客的整个肢体得到伸展和放松。

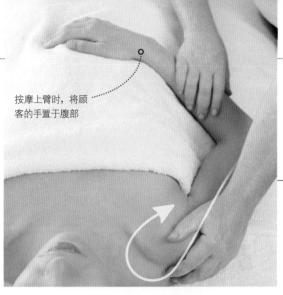

按摩上臂时，将顾客的手置于腹部

3

从上臂开始。将你没做按摩的那只手，轻轻地放置于顾客的小臂上，这样你的两只手都与顾客建立了连接。然后，用另一只手，从肘部开始，沿手臂向上滑向颈部，环绕肩膀。

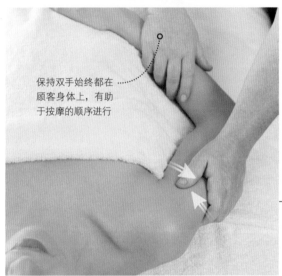

保持双手始终都在顾客身体上，有助于按摩的顺序进行

4

以流畅的动作回到顾客上臂，用单手揉捏法，按摩这里肥厚的肌肉。

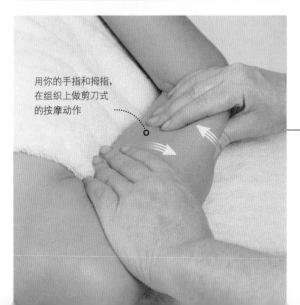

用你的手指和拇指，在组织上做剪刀式的按摩动作

5

以蹲姿侧立于手臂一侧，双手同时揉捏肱二头肌，并上下滑动，缓解这里肌肉的紧张感。左右移动身体，引导你的动作，在上臂进行上下按摩。

未完待续 ▶

双手和双臂 接上页

使用的基本手法

○ 滑行轻抚法，第44页

○ 深推法，第52页

○ 揉捏法，第60页

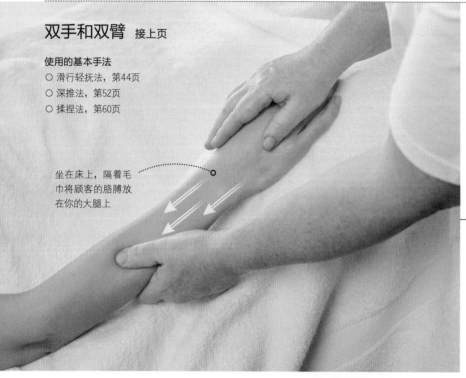

坐在床上，隔着毛巾将顾客的胳膊放在你的大腿上

6

用拇指顺着顾客小臂向下滑动，稍微用力，深入肌肉。从手腕上方小臂的中点开始，向上滑到肘部。在顾客手臂内侧和外侧边缘，重复这个滑行的动作，按摩整个小臂的肌肉。最后，加上一些具有安抚功效的轻抚动作作为结束。

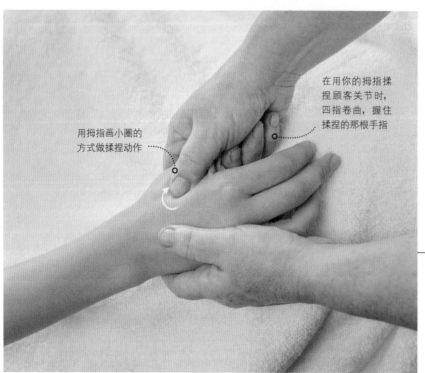

用拇指画小圈的方式做揉捏动作

在用你的拇指揉捏顾客关节时，四指卷曲，握住揉捏的那根手指

7

从拇指开始，依次按摩每根手指。用一只手握住顾客被按摩的那只手作为支撑，用另一只手从指关节底部开始，一路向上揉捏，直到指尖。最后，在指尖处轻轻挤压，结束这根手指的按摩。

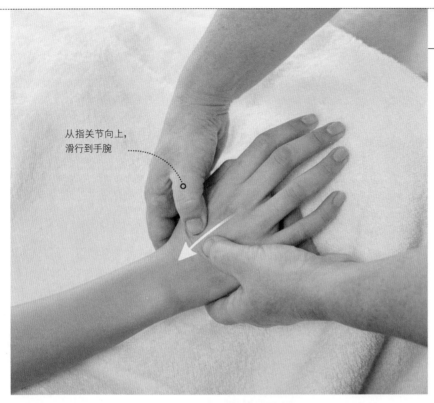

从指关节向上，
滑行到手腕

(8)

用轻柔的按摩放松顾客手心。
将顾客掌根放在你的手掌上，
用拇指依次在每根手指的骨骼
之间滑动。

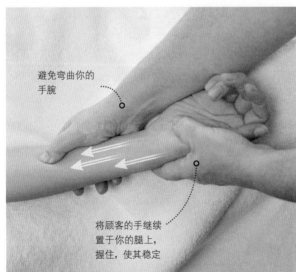

避免弯曲你的
手腕

将顾客的手继续
置于你的腿上，
握住，使其稳定

(9)　翻转顾客手臂按摩内侧，使用与你在按
摩其手臂正面时用到的同一种拇指滑行手
法，配合施加同样的按摩力度。

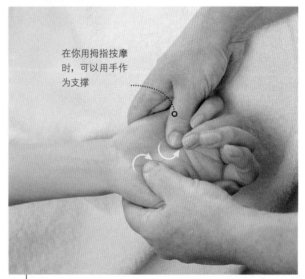

在你用拇指按摩
时，可以用手作
为支撑

(10)　用拇指揉捏顾客手掌，释放其中残留的紧张感。当你
完成手部的揉捏后，再次轻抚顾客手臂，把顾客的手
夹在中间，然后轻轻地将你的手滑出来。将顾客的手
臂放回毛巾下面，在另一只手臂上重复以上所有步骤。

上胸部、肩部和颈部

使用的基本手法
○ 滑行轻抚法，第44页
○ 拉伸及移动，第74页

上胸部、肩部和颈部经常会感觉到紧绷，这是由不良的姿势或过度的键盘操作所导致肩膀前倾造成的。打开胸腔，释放紧张感。可以经常做这组动作，并让它成为你身体的习惯，逐渐做得自然而流畅。如果顾客的下颌高过前额，用折叠的毛巾或毯子垫在头下，将头抬起。

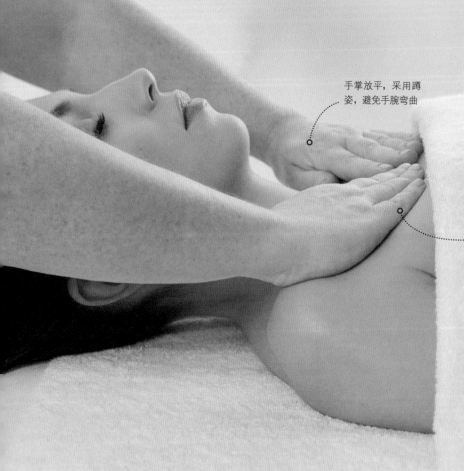

手掌放平，采用蹲姿，避免手腕弯曲

注意，不要压迫女性的乳房组织（如果是男性，可以继续向前，按压胸肌）

① 将双手置于顾客前胸顶端的中间位置，逐渐将按摩引入上胸部，为暖化按摩做好准备。

自然流动

从顾客的手臂开始，让动作自然顺畅。当你的双手绕着顾客肩关节旋转时，变换角度，贴合顾客身体的轮廓。

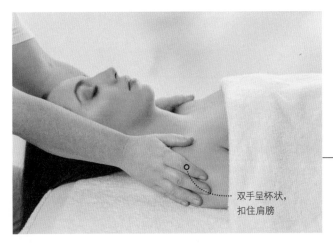

双手呈杯状，
扣住肩膀

2

扫出双手，置于顾客肩膀。
在肩膀上做轻轻按压，帮
助打开胸部。

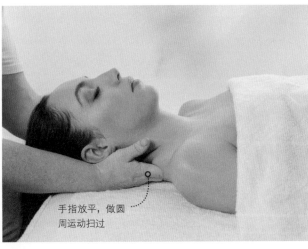

手指放平，做圆
周运动扫过

3

双手做"捧起"动作，从双
肩直接向上扫到脖子下面。

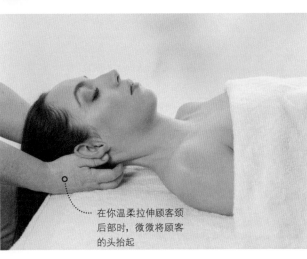

在你温柔拉伸顾客颈
后部时，微微将顾客
的头抬起

4

手指微微弯曲，将颈后部的
肌肉往后拉，给顾客颈部
一个温柔的拉伸，以此结束
这个部位的按摩。

颈部

按摩颈部时要小心，尤其是在转动头部或伸展颈部肌肉时。在开始做下列动作之前，先让顾客头部居中，双手呈杯状扣住耳朵，将头部转向一侧。做这个动作时，尽量缓慢、平和，不要用力拉伸颈部。

使用的基本手法
○ 旋转法，第76页
○ 拉伸及移动，第74页
○ 滑行轻抚法，第44页
○ 揉捏法，第60页

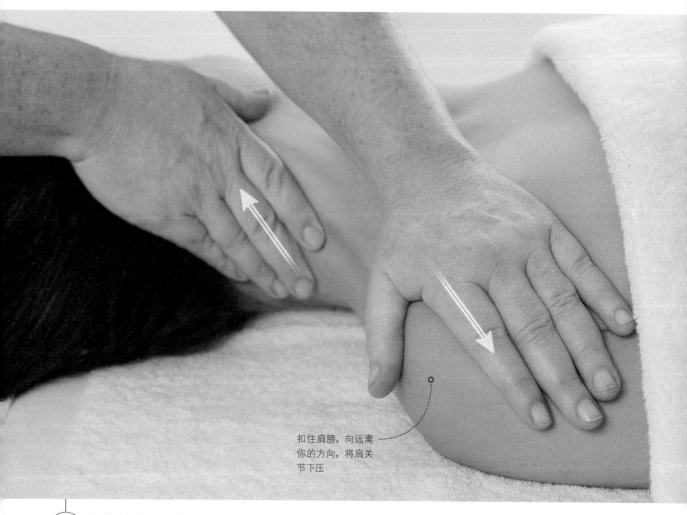

扣住肩膀，向远离你的方向，将肩关节下压

① 按摩颈部时，可以先从一个轻轻的拉伸动作开始。将你远侧的手放在顾客对侧的肩膀上，用你近侧的手托住顾客头的底部。让颈部保持固定，轻推肩关节，使颈部得到伸展。

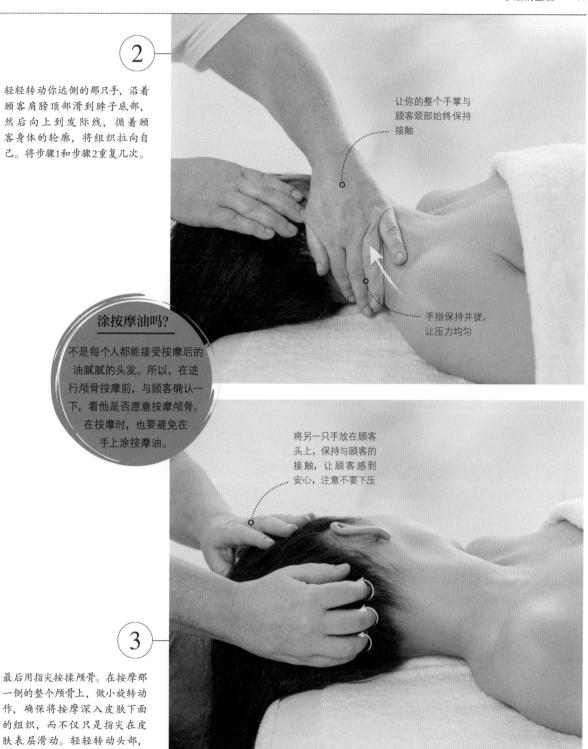

2

轻轻转动你远侧的那只手，沿着顾客肩膀顶部滑到脖子底部，然后向上到发际线，循着顾客身体的轮廓，将组织拉向自己。将步骤1和步骤2重复几次。

让你的整个手掌与顾客颈部始终保持接触

手指保持并拢，让压力均匀

涂按摩油吗?

不是每个人都能接受按摩后的油腻腻的头发。所以，在进行颅骨按摩前，与顾客确认一下，看他是否愿意按摩颅骨。在按摩时，也要避免在手上涂按摩油。

将另一只手放在顾客头上，保持与顾客的接触，让顾客感到安心，注意不要下压

3

最后用指尖按揉颅骨。在按摩那一侧的整个颅骨上，做小旋转作，确保将按摩深入皮肤下面的组织，而不仅只是指尖在皮肤表层滑动。轻轻转动头部，在另一侧重复所有的步骤。

面部和头部

　　用按摩脸部和头部，作为整个身体按摩程序的结束，是一种非常放松的方式。这样做的目的是放松面部肌肉，帮助经常紧绷的下颌肌肉释放紧张感。完成身体最后一部分的按摩，可以立即隔着毛巾，在顾客躯干两侧（避开乳房和生殖器区域）和腿部，做羽状轻抚，抬起毛巾轻抚双脚，轻拉脚踝，然后用毛巾盖好双脚，将双手置于其上。

使用的基本手法
○ 滑行轻抚法，第44页
○ 揉捏法，第60页
○ 拉伸及移动，第74页

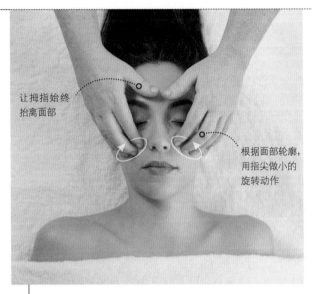

让拇指始终抬离面部

根据面部轮廓，用指尖做小的旋转动作

① 在顾客面部画圆。画圆时，按照从中心向两边的运动方向，先从前额开始，然后来到鼻子，越过下颌，夹到下巴。再重复一遍。这次到下颌时力度加重，以减少这里的紧张感。

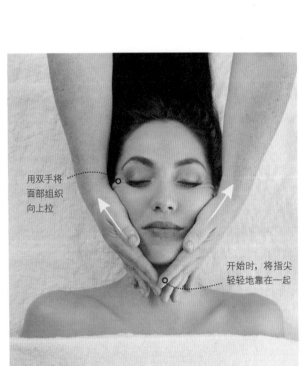

用双手将面部组织向上拉

开始时，将指尖轻轻地靠在一起

② 扣住下颌。沿着下颌向上扫，先从鼻子向外扫出，然后再从面部两边向上扫。最后，揉捏颅骨，手指压入以带动面部组织。

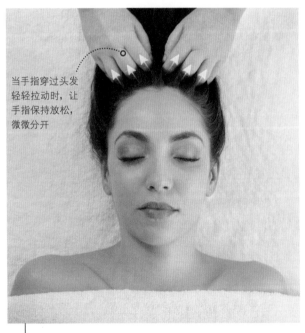

当手指穿过头发轻轻拉动时，让手指保持放松，微微分开

③ 用指尖慢慢地从前向后梳理头发，轻轻拉动，打造深度放松的效果。

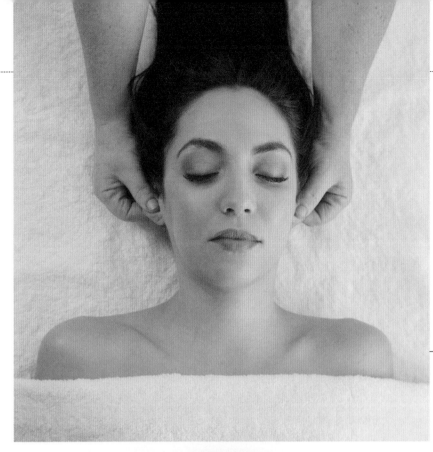

④

将顾客耳朵边缘放于你的食指和拇指之间，做揉捏动作。在按摩接近尾声时，按摩耳部穴位，唤醒顾客。

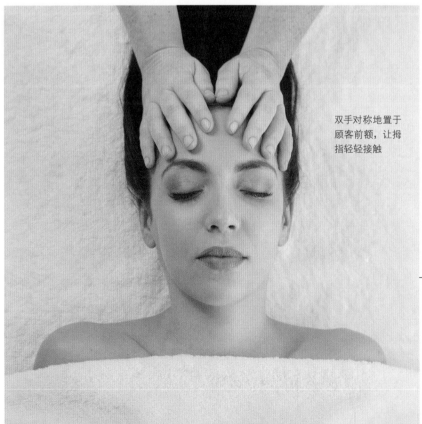

双手对称地置于顾客前额，让拇指轻轻接触

⑤

将双手置于顾客前额，标志着面部和头部按摩的结束。如果你想给顾客一种放松的感觉，可以双手捧住颅骨，轻轻拉一下皮肤。

专业方向

一旦掌握了基本的按摩手法，按摩师们可能会希望在按摩方面，能够继续朝着一个或多个专业领域发展。在后面的内容中，我们提供了一些关于主流按摩专业方向的简单介绍，大家可以进行深入的学习，具体内容包括：基于西方以软化组织和提高活动能力为原则的按摩；以调整身体内部精微"能量流"为原则的按摩，如源自印度的阿育吠陀法；还有诸如反射疗法等作用于身体特定部位的专业按摩。针对每一种专业方向，本书都对其核心原则或理念进行了系统阐释，还展示了大量的按摩手法实拍照片，对实际操作中的一些关键因素进行了说明。

要点提示

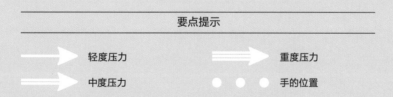

轻度压力　　　　　　　　　重度压力

中度压力　　　　　　　　　手的位置

专业方向
瑞典式按摩

瑞典式或经典式按摩，在西方是被广泛认可的按摩方式之一。它起源于一套欧洲传统按摩手法。这套传统手法正式形成于19世纪，是由一位名叫约翰·格奥尔格·梅泽尔（Johann Georg Mezger）的荷兰医生率先使用的按摩方法，包括轻抚法（抚摩）、压捏法（揉捏）、叩击法（拍打），以及振动法（颤动和晃动）。

要点

实质	手法	好处
促进局部血液和淋巴循环，缓解纤维间的粘连。	选用一套可以实现不同效果、使用不同力度的手法。	帮助减少肌肉的疼痛和紧张，缓解情绪压力。

瑞典式按摩是怎样产生作用的?

在瑞典式按摩中，梅泽尔（Mezger）开发的这套基本手法是作用于身体中的软组织的。不同的手法经过组合或调整，以满足不同个体的需求。瑞典式按摩的一个主要特点是，按摩的动作节奏顺畅，如行云流水；按摩的力度要根据顾客的个人喜好以及按摩的部位，或者顾客的反馈进行调整。

这种按摩是在按摩床上进行的，只需要使用少量的按摩油。这样可以让按摩师的手平稳顺畅地在顾客皮肤上移动，同时还能确保有足够的摩擦，以便控制更深层的结构组织。

瑞典式按摩的目的是，通过促进血液和淋巴液的局部循环来减轻全身肌肉紧张，拉伸肌肉纤维，缓解疤痕组织的粘连或黏着，进而改善疤痕的外观。瑞典式按摩也能刺激周围神经系统（第20页），从而促进身体和情绪的放松。

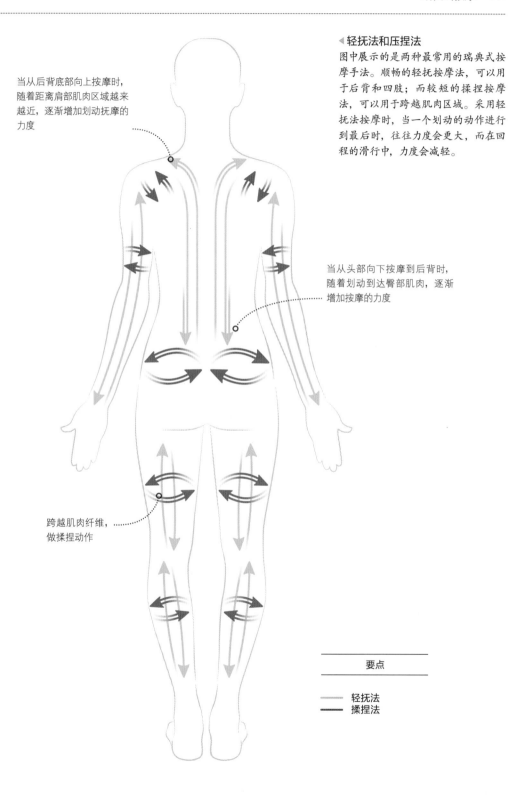

当从后背底部向上按摩时,随着距离肩部肌肉区域越来越近,逐渐增加划动抚摩的力度

▶轻抚法和压捏法
图中展示的是两种最常用的瑞典式按摩手法。顺畅的轻抚按摩法,可以用于后背和四肢;而较短的揉捏按摩法,可以用于跨越肌肉区域。采用轻抚法按摩时,当一个划动的动作进行到最后时,往往力度会更大,而在回程的滑行中,力度会减轻。

当从头部向下按摩到后背时,随着划动到达臀部肌肉,逐渐增加按摩的力度

跨越肌肉纤维,做揉捏动作

要点

—— 轻抚法
—— 揉捏法

瑞典式按摩

瑞典式按摩的特点是运用有节奏的、流畅的按摩手法，只用很少的按摩油，让手可以在顾客皮肤上滑动。这里介绍的轻抚法、揉捏法和叩击法是最常用的按摩手法，其他还会用到的手法包括振动法、静态按压和其他按压法，以及旋转法。有些动作的重复使用会让手指承受压力，尤其是拇指，因此可以做一些调整来保护它们。

使用的基本手法

○ 轻抚法，第40页
○ 压捏法，第56页
○ 叩击法，第64页
○ 振动法，第68页
○ 按压法，第72页
○ 被动运动法，第74页

▌轻抚法

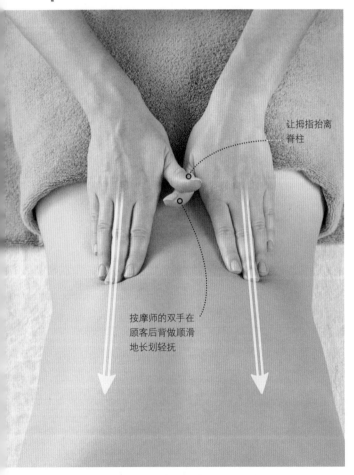

让拇指抬离脊柱

按摩师的双手在顾客后背做顺滑地长划轻抚

▲ 按摩师采用轻抚法，在顾客身体上做顺滑的长划轻抚，以循环的方式，双手滑过去，再返回来，重复进行。在组织中有粘连的地方，可能会感觉到"黏着"，这时可以让双手再回到粘连的地方进行按摩。

▌压捏法

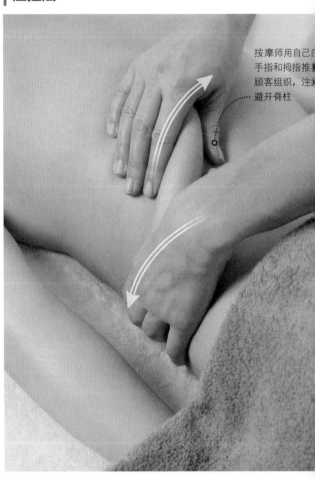

按摩师用自己的手指和拇指推挤顾客组织，注意避开脊柱

▲ 在用轻抚法温暖组织后，可以使用扭转法、揉捏法、指关节揉捏法，以及皮肤卷动法等揉捏手法。这些更有力度的手法，能够让按摩沿着肌肉纤维，到达更深的层次或肌肉。

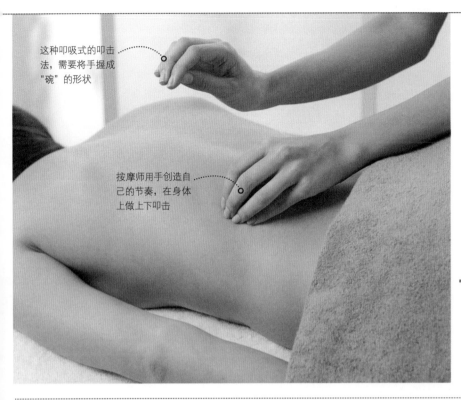

这种叩吸式的叩击法，需要将手握成"碗"的形状

按摩师用手创造自己的节奏，在身体上做上下叩击

—— 叩击法

◀ 又称为"叩抚法"，这是一种动作生动、节奏稳定的间歇敲打，可以用于重新激励顾客或疏通堵塞的区域。

▌保护拇指

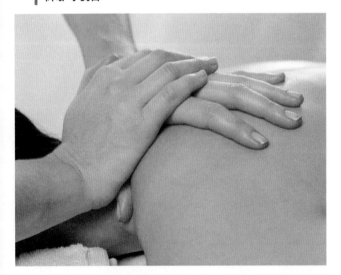

▲ 在按摩斜方肌这种多结节的部位时，可能会对按摩师的拇指造成压力。按摩师可以用另一只手帮忙施加压力，以便保护拇指。这样，拇指既可以下沉到肌肉组织中，又可以避免受伤。

▌支持手指

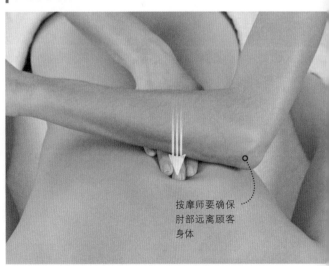

按摩师要确保肘部远离顾客身体

▲ 当在长而宽大的部位按摩时，如背部或大腿，可以用前臂来为所有手指提供支持。前臂的支持意味着放在下面的手可以深入顾客的肌肉组织中，但不会对按摩师的手指造成压力。

专业方向
深层组织按摩

深层组织按摩的特点，通常是使用缓慢而有力的划动，让按摩师能够深入顾客肌肉组织和结缔组织的更深层。它的起源很难界定，但在更近的按摩历史中，已经有一些执业者发展出了不同的按摩手法，并将其融入了今天的深层组织按摩疗法中。深层组织按摩的目的，是改善组织和关节的运动，减轻慢性疼痛，以及实现放松。

要点

实质	手法	好处
旨在解决由身体及精神压力引起的紧张感。	多样性，包括对更深层次的肌肉骨骼结构的处理。	减轻慢性疼痛及筋膜紧绷造成的活动受限。

深层组织按摩是怎么产生作用的？

深层组织按摩有助于"重建"和恢复筋膜的弹性——筋膜是包覆身体所有结构的结缔组织网——它由于创伤、炎症或重复运动而缩短或收缩。这又反过来减轻了由于长期的肌肉紧张和肌筋膜（肌肉周围的筋膜）受限引起的疼痛，进而会引起身体结构的失衡。深层组织按摩还能促进局部血液和淋巴循环，改善肌肉充血的情况，以及缓解心理压力。

深层组织按摩通常是在按摩椅上进行的，可能需要将按摩椅放低，以便按摩师能倾身过去（第116页）。开始时，先用一些瑞典式按摩手法来放松顾客身体，让被处理部位的组织变得柔软。然后，再针对引起特定问题的局部区域，使用深层组织按摩手法。注意，这里不是整个身体，尽管这种手法也可以合并到全身按摩中。指关节、掌根、肘部和前臂，以及按摩师的身体重量，都可以用来调节力度。在划动时，既可以与按摩部位肌肉纤维的方向平行，也可以交叉。这种谨慎而缓慢的手法，意味着按摩师可以在顾客可以承受的疼痛范围内，进行有效的按摩。

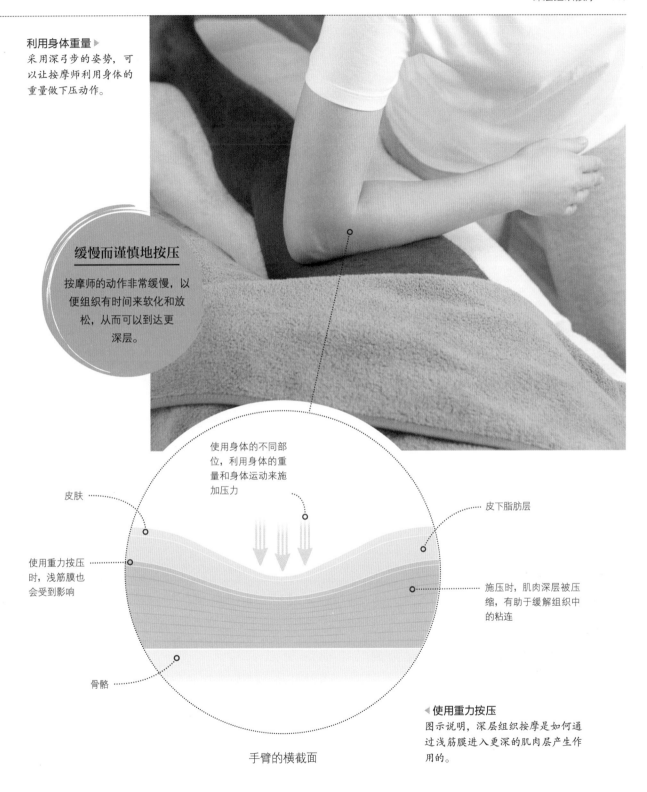

利用身体重量▶
采用深弓步的姿势，可以让按摩师利用身体的重量做下压动作。

缓慢而谨慎地按压
按摩师的动作非常缓慢，以便组织有时间来软化和放松，从而可以到达更深层。

使用身体的不同部位，利用身体的重量和身体运动来施加压力

皮肤

皮下脂肪层

使用重力按压时，浅筋膜也会受到影响

施压时，肌肉深层被压缩，有助于缓解组织中的粘连

骨骼

手臂的横截面

◀使用重力按压
图示说明，深层组织按摩是如何通过浅筋膜进入更深的肌肉层产生作用的。

深层组织按摩

　　在深层组织的按摩中，按摩师可以借助自己的体重施加压力，让按摩到达更深的肌肉层和结缔组织中。在按摩开始前，一定要将按摩台和自己的身体调整到合适的位置，以避免受伤。除了前臂，肘部、指关节或掌根也都可以使用。按摩中，少量使用按摩油可以避免动作打滑。在一个部位进行深层组织按摩前，要先使用其他瑞典式手法对这个部位做软化和预备处理。

使用的基本手法
○ 轻抚法，第40页
○ 压捏法，第56页
○ 静态按压法，第72页

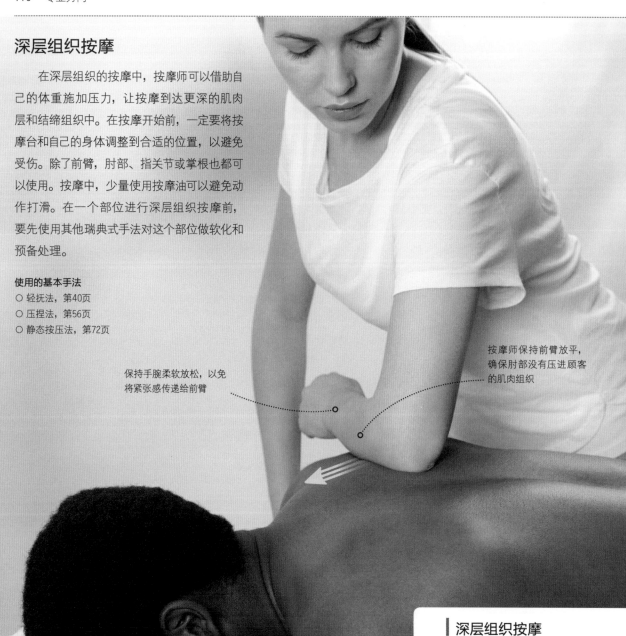

保持手腕柔软放松，以免将紧张感传递给前臂

按摩师保持前臂放平，确保肘部没有压进顾客的肌肉组织

深层组织按摩

▲ 为了使用滑行的动作让按摩深入组织，按摩师需要采用弓箭步姿势，倾向顾客的身体，并将按摩床降到足够低的位置，以便可以很好地利用自己的体重。用前臂在大面积肌肉上做非常缓慢的移动，如背部和大腿。

深层组织按摩

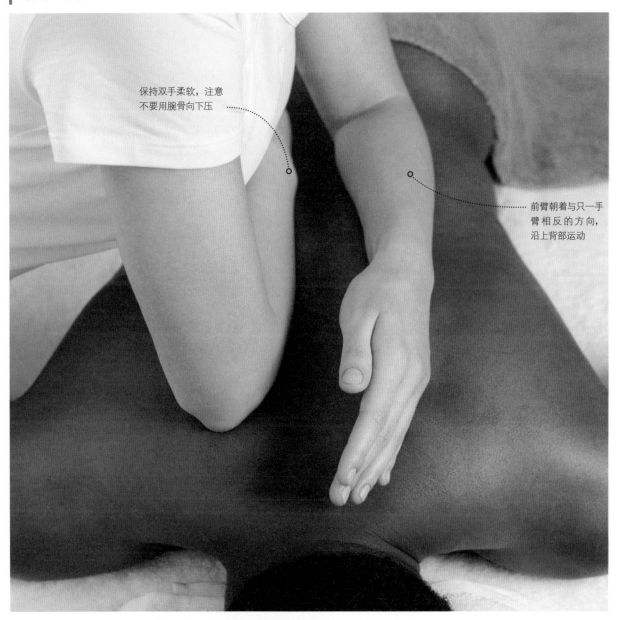

保持双手柔软，注意
不要用腕骨向下压

前臂朝着与只一手
臂相反的方向，
沿上背部运动

▲ 为了在一个部位施加重压，按摩师可以让身体向前倾向顾客的身体。
如果需要，也可以采取蹲姿。也可以同时用两只前臂向顾客脊柱两侧施
加压力，倾身向前，下压，然后放松。根据需要重复动作。在这里，
可能需要继续降低按摩床，让按摩师可以正好俯身在顾客身体上方。

生物动力按摩是如何发挥作用的?

生物动力按摩可以直接在皮肤上进行，也可以透过衣服进行。它作用的原理是，大脑和肠道是相互影响的。因此，通过倾听肠道的声音，按摩师可以探测到身体对按摩的无意识回应。能够听到肠道活动，被视为一种放松的信号，表明身体在情感上感觉是安全的。为了达到这一目的，在使用各种按摩手法的同时，还会将一个电子听诊器安置在顾客的身体上，用于监测肠道的声音。

按摩师会采用最符合顾客当前感觉的手法，包括伸展、结缔组织按摩和轻微的"能量触摸"。有时候会通过影响一个人的"气场"或者"能量场"，来平衡身体周围的能量。还有一些专门的手法，利用呼吸来释放被束缚的神经反应，如由休克或情感创伤引起的"冻结的"战斗—逃避反应。

在按摩过程中，按摩师可以通过说话，鼓励顾客识别任何出现在身体上的感知，并帮助他们与自己的身体重新建立连接。无意识反应，如颤抖、打哈欠、哭泣、出汗和腹鸣，表明由于未解决或无法表达的情绪导致的紧张和压力正在得到释放。这样做的目的是，让身体"消化"并释放压力、紧张感和被压抑的情绪，恢复"能量流"，从而产生一种幸福、乐观和平衡的感觉。

专业方向
生物动力按摩

生物动力按摩，是由心理学家格尔达·博伊森（Gerda Boyesen）在20世纪60年代开发出来的，当时她对触摸、按摩对精神疾病患者的影响产生了兴趣。生物动力心理学的基础是这样一种信念：心灵、身体和精神之间是有关联的，而按摩这种职业是作为其中的一个分支发展起来的；它将精神疗法的原理与按摩结合起来，创造出一种新的身心疗法形式。

肠蠕动心理学 ▶
在情绪得到释放，并处于"被消化"状态，逐渐趋向平静的阶段时，我们会听到来自肠道的声音。

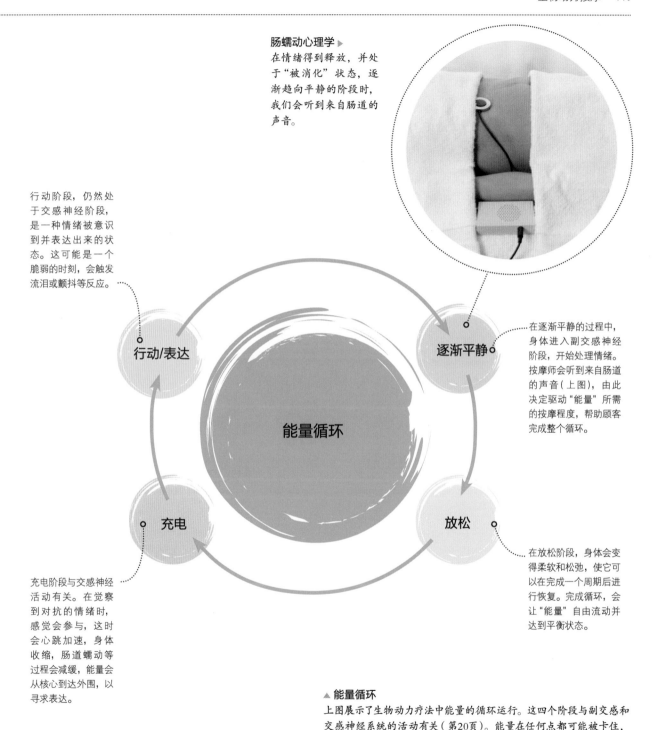

行动阶段，仍然处于交感神经阶段，是一种情绪被意识到并表达出来的状态。这可能是一个脆弱的时刻，会触发流泪或颤抖等反应。

行动/表达

逐渐平静

能量循环

在逐渐平静的过程中，身体进入副交感神经阶段，开始处理情绪。按摩师会听到来自肠道的声音（上图），由此决定驱动"能量"所需的按摩程度，帮助顾客完成整个循环。

充电

放松

充电阶段与交感神经活动有关。在觉察到对抗的情绪时，感觉会参与，这时会心跳加速，身体收缩，肠道蠕动等过程会减缓，能量会从核心到达外围，以寻求表达。

在放松阶段，身体会变得柔软和松弛，使它可以在完成一个周期后进行恢复。完成循环，会让"能量"自由流动并达到平衡状态。

▲ 能量循环
上图展示了生物动力疗法中能量的循环运行。这四个阶段与副交感和交感神经系统的活动有关（第20页）。能量在任何点都可能被卡住，导致身体不能恢复，并保持了紧张感。在生物动力按摩中，按摩师可以帮助顾客完成能量循环，达到平衡和健康的情绪状态。

生物动力按摩

在生物动力按摩中，按摩师使用电子听诊器来听肠道的声音，这种操作被称为肠道蠕动心理学。"汩汩"的声音是一种积极的反应，表明被困住的情绪正在释放，能量正在流动。在生物动力按摩中，除了使用基本的接触手法进行按摩外，也可以在"气场"或"能量场"层面进行操作。

使用的基本手法
○ 轻抚法，第40页

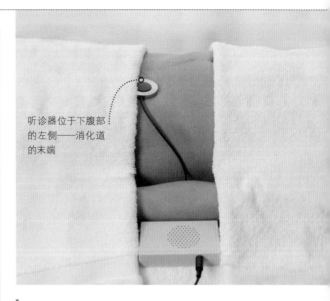

听诊器位于下腹部的左侧——消化道的末端

倾听肠道

▲ 在按摩开始时，先将一个电子听诊器放置于顾客腹部。在整个按摩过程中，它会一直停留在顾客身体上，以便倾听肠道，分析情绪是否被卡住或者被释放。

"退出"手法

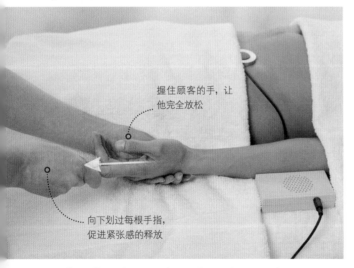

握住顾客的手，让他完全放松

向下划过每根手指，促进紧张感的释放

▲ **"退出"手法**包括抚摩手、脚和头部。使用基本的触摸手法，实现局部的放松，与此同时倾听内脏的声音，观察呼吸，感觉到紧张感被释放。

手掌按摩

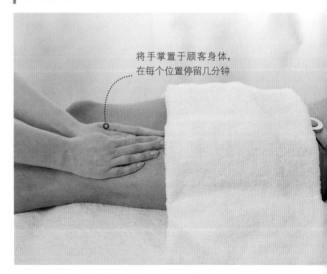

将手掌置于顾客身体，在每个位置停留几分钟

▲ 使用手掌按摩来抑制并降低能量。在顾客整个身体上，以一个稳定的节奏从头到脚有条不紊地向下移动，营造一种平和稳定的感觉。

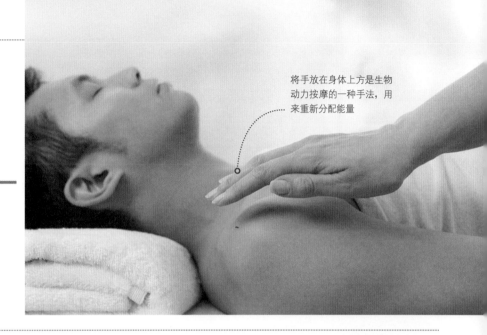

将手放在身体上方是生物动力按摩的一种手法，用来重新分配能量

作用于"气场"

生物动力按摩可以作用于身体周围的"气场"（或"能量场"）以平衡能量。这遵循了我们在放松时会释放能量的原则。如果一个人很虚弱或者不希望被触摸时，这种特殊手法是非常有益的，可以引导他们进入自我意识层面。

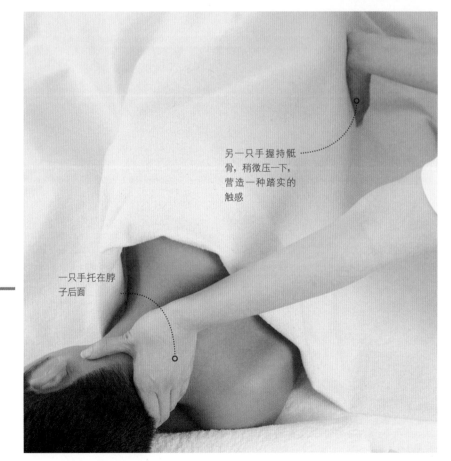

另一只手握持骶骨，稍微压一下，营造一种踏实的触感

一只手托在脖子后面

极化握持

这种握持的手法用于结束一次按摩。顾客左侧卧，双膝并拢成胎儿姿势，盖好毛毯。与此同时，按摩师双手分别握住顾客的颈部和骶骨。或者，也可以在下腹部、膝盖和脚踝处做握持。如果需要安抚顾客被激起的情绪，可以让这种简单而平静的动作持续一段时间。

专业方向
热石按摩

用石头做疗愈和按摩的历史由来已久。在中国、印度、北美洲和南美洲、非洲、欧洲以及埃及，使用石头的传统按摩法有很多，比如将他们按照一定的形状排列，摆放在人身上；通过佩戴石头来帮助改善健康；或使用石头处理疼痛和疾病。在中国，使用加热的石头改善内脏健康的文献记载，可以追溯到2000多年以前。今天的热石按摩，源自一位名叫玛丽·纳尔逊（Mary Nelson）的亚利桑那州按摩师在1993年创立的热石疗法（LaStone Therpy）。

要点

实质	手法	好处
在加热的光滑石头上轻轻涂上按摩油，用于按摩和传递热量。	在抚摩手法中，石头被当作一种按摩工具。	加热可以减轻疼痛，减少肌肉中的紧张感，增加组织的柔韧性。

热石按摩是如何发挥作用的？

纳尔逊（Nelson），是热石按摩疗法的先驱。她突发灵感，开始了解石头与加热的功效，以及二者相结合时改善健康的能力。现在的做法是建立在她的原则之上的，以加热的石头为工具，用于放松和缓解慢性疼痛。热石按摩可以用于各种流派的手法，包括瑞典式疗法、深层组织疗法、经络疗法和激痛点疗法。

在热石按摩中，将不同大小的光滑石头（通常是玄武岩）通过水浴的方式加热到52℃左右。将按摩油涂在石头上，而不是涂在手上，可以让石头在皮肤上更顺滑地移动。大块的石头可以隔着毛巾或床单放在身体穴位上，或者在石头散去部分热量后直接放在顾客身体上。对于按摩师来讲，始终关注石头停留在身体的位置，是非常重要的。要确保这些石头已经充分冷却，这样才不会烧坏皮肤。

石头散发的热量，有助于增加局部的血液供应，减少肌肉收缩，促进放松，帮助释放肌肉中的紧张感和疼痛。使用热石，还可以让按摩师在不损伤手指的情况下按摩到更深的肌肉层。同时，加热可以增加肌肉和结缔组织的柔韧性，让按摩能够更容易地深入组织。你还可以通过配合使用石头的不同部分来施加压力，例如，可以用石头的边缘施加更大的压力。

石头尺寸及使用

这个图表展示的并非实物尺寸，代表不同大小的石头，这里分别标注了它们可能的用途。需要特别注意的是，要确保石头的温度正好合适，不要让它们在一个部位停留太长时间（第122页）。

石头的位置	石头的类型	如何使用
主要用在面积比较大的部位，如背部和大腿，有时也用在腹部。	扁平的椭圆形 大号石头	大的石头保温时间更长，所以适合在面积较大的部位（如背部）做缓慢的深划按摩。在用小一点的石头按摩背部和腿部时，可以将这些大石头留在下背部，用来保持这个部位的温暖。
通常用于背部、大腿、手臂和腹部。	扁平的椭圆形 中等石头	这种石头在按摩肩头，以及向上按摩颈部时，是非常有用的。在按摩上半身时，这个尺寸也非常适合让顾客拿着放在自己的腹部，用于保持腹部的温暖。
将这些较小的石头用在脚部、手部、手臂、腿部，以及颈部里侧，是非常理想的。	扁平的椭圆形 小号石头	较小的石头保温的时间更短，所以往往适合更快更轻的划动按摩。他们也更容易使用和掌控，所以在处理面积较小部位时，是非常理想的工具。
主要用于面部和手、脚等面积较小部位。	扁平的椭圆形 特小号石头	这些石头可以用来在脸部和头部做轻柔的小旋转，注意避开眼周区域。
可以放在脚趾之间，也可以在手部、脚部和头部使用。	圆形小石头	这些石头放在脚趾之间是非常合适的，所以当用小石头按摩脚部和小腿的其他部位时，可以让它们停留在那里。

热石按摩

　　热石按摩以交谈作为开始。在交谈中，按摩师会与顾客确认是否有什么需要特别关注的问题。通常情况下，全身按摩是用预先加热的石头进行操作的。先在石头上涂一点按摩油，这样就能用石头在皮肤上做顺畅的划动按摩。当石头转移部分热量后，就可以安全地在一个位置做短暂停留，让这个部位变暖。这些石头经过加热，与按摩油一起，营造了一种非常放松的体验。这里有一些使用石头的方法。

使用的基本手法
○ 滑行轻抚法，第44页
○ 扇形轻抚法，第40页

使用大号石头

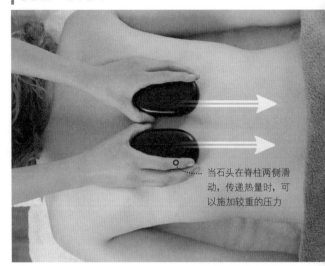

当石头在脊柱两侧滑动，传递热量时，可以施加较重的压力

▲ 大号石头可以更长时间的保持热量，所以在按摩背部和大腿等大部位时很有用，可以在开始按摩后背时，用来它们做长划、轻扫这种按摩，温暖组织。

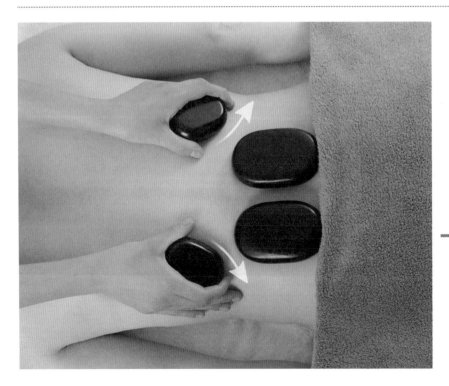

控制温度

◀ 可以让石头暂时停留在一个部位传递热量。在这里，开始用来按摩的大号石头因为已经散去了一部分热量，所以可以安全地放置在下背部，用于温暖肌肉区域，用中号石头继续按摩后背、腿部。再把大号石头移走。

用中号石头按摩双
脚和小腿，注意避
开踝骨

脚部按摩

可以将小石头放在脚趾之间，因▶
为脚趾经常是卷曲的，紧张而冰
冷。石头会自然地停留在脚趾之
间，让脚体验一种融化般的愉悦
感觉，同时用大一点的石头继续按
摩双脚和双腿。

｜温暖腹部

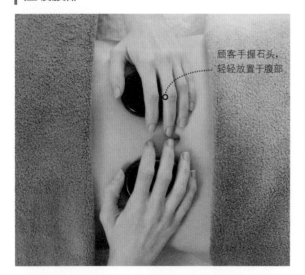

顾客手握石头，
轻轻放置于腹部

▲ 按摩接近尾声时，可以在顾客腹部放置两块石
头，这种感觉就像抱着一个温暖的热水瓶。这
时，按摩师可以继续按摩双臂、上胸部和头部。

｜画圈和静持

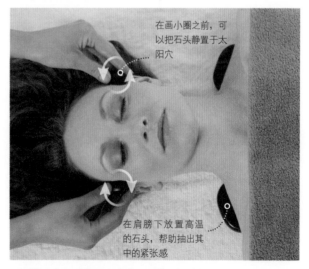

在画小圈之前，可
以把石头静置于太
阳穴

在肩膀下放置高温
的石头，帮助抽出其
中的紧张感

▲ 按摩结束于头部和上半身，沿着下颌到太阳穴的
方向，用小石头在脸上划圈，也可以将它们放在鼻
孔下面，让残余热量帮助清理鼻窦。

实质	手法	好处
帮助伤后恢复，或用于运动比赛前或比赛后的修复。	综合了一般的按摩方式和更专业的运动手法。	防止受伤，加速恢复，以及提高运动成绩。

运动按摩是如何发挥作用的？

运动理疗师都会针对运动相关的场景，进行专业培训。按摩师也可以对培训计划给出调整建议。例如，如果觉察到一块特别紧的肌肉，这可能表明这个人在训练时没有充分拉伸这块肌肉。

在运动按摩过程中可以使用很多种手法，包括瑞典式按摩手法，如轻抚法和压捏法、深层组织按摩、激痛点疗法和辅助拉伸法。

此外，运动理疗师可以使用专业手法，如肌能疗法（MET）（第127页），通过顾客对抗辅助拉伸，来帮助修正肌肉群的不平衡；肌筋膜释放，通过在一个部位持续施压，释放筋膜中的紧绷；以及处理由神经系统控制的无意识紧张的神经肌肉手法。针刺法和指压法可以用于全身的穴位。操作者也可以捆扎某块肌肉，用于防止在训练或比赛中受伤，或者处理现有的损伤。按摩师可能会使用一种称为步态分析的方法，配合生物动力学，研究一个人如何控制自己，进而判定问题的所在。

专业方向
运动按摩

运动按摩的主要作用之一，就是通过赛前的热身和组织软化，提高运动员的整体物理性能——确保肌肉处于最佳运作状态——同时也有助于后续的恢复，帮助排出锻炼中积聚的"垃圾"，而这些垃圾会让组织硬化，导致肌肉僵硬。这种按摩的另一个作用是防止受伤。当然，当这种情况发生时，按摩师会帮助修复软组织的损伤——包括因为运动产生的损伤，以及与运动没有直接关系的损伤。

腘绳肌收缩

◂ 肌能疗法（MET），即顾客主动用力，协助按摩师，在处理非常紧绷的肌肉时效果很好。当按摩师拉伸肌肉时（这里是腘绳肌），顾客做出对抗反应。按摩师保持动作3~5秒，之后放松，由此产生的那种短暂的放松状态，在收缩后会进一步加深。按摩师利用这种放松的状态，再一次让肌肉被动拉伸，保持更长一点的时间，这样神经系统就会记录下这个新的长度。

当膝盖拉直时，拒抗肌，也就是股四头肌，通过一个称为相互抑制的过程得到放松

当腿被拉伸时，腘绳肌会收缩；当顾客用力对抗时，拉伸会加深

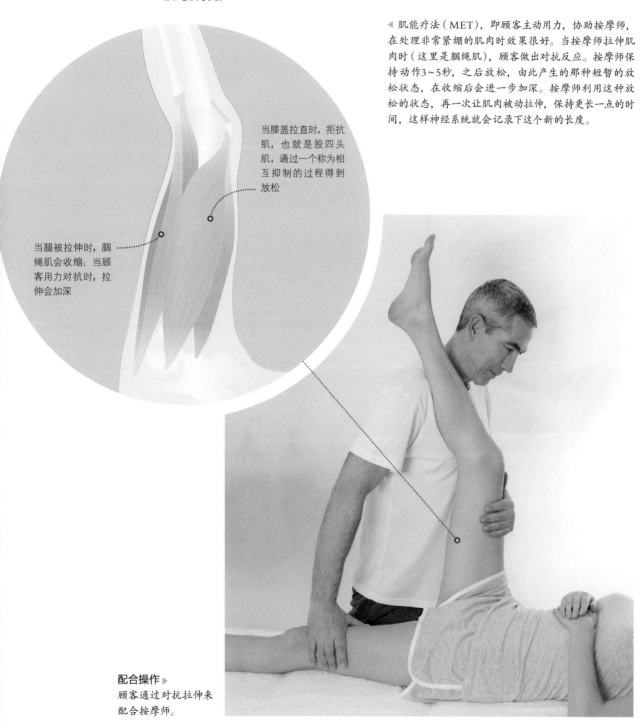

配合操作 ▸
顾客通过对抗拉伸来配合按摩师。

运动按摩

　　运动按摩可以防止受伤，帮助肌肉在运动后进行恢复。此外，它还可以处理受伤。除了抚摩、深层组织按摩和摩擦，经过培训的按摩师还会采用专业手法，如用肌能疗法（MET）来测试某部位的活动的能力和运动的范围。在肌能疗法中，顾客会对抗来自按摩师的拉伸。在压力释放后，再重新施加一次，帮助进一步拉伸肌肉，让它比平时伸展得更远。顾客和按摩师都可以用呼吸来辅助动作，呼气时进入拉伸状态。

使用的基本手法及其他手法
○ 轻抚法，第40页
○ 压捏法，第56页
○ 被动运动法，第74页
○ 按压法，第72页
○ 深层组织按摩，第116页

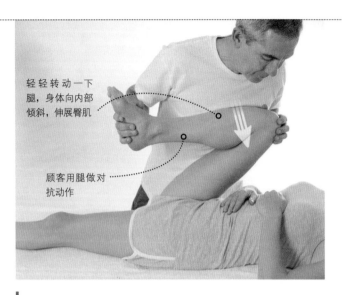

轻轻转动一下腿，身体向内部倾斜，伸展臀肌

顾客用腿做对抗动作

臀肌拉伸

▲ 强大的臀肌会帮助我们伸展臀部和躯干，在运动中扮演着重要角色，但过度使用和重复动作会让它们产生紧张感和劳损。臀肌拉伸是一种非常有用的事前热身，通常在按摩结束前进行，用于伸展、释放并温暖组织。

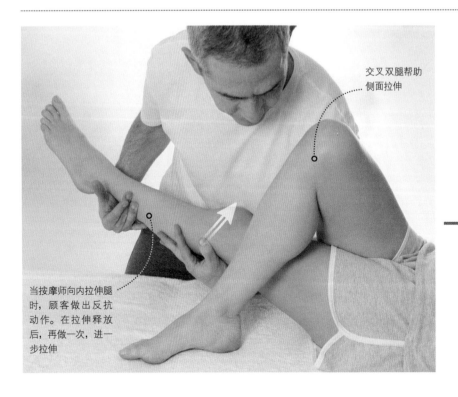

交叉双腿帮助侧面拉伸

当按摩师向内拉伸腿时，顾客做出反抗动作。在拉伸释放后，再做一次，进一步拉伸

髂胫束拉伸

◀ 髂胫束（IT）是一根从臀部肌肉向下延伸至胫骨的肌腱，起到帮助稳定膝盖的作用。它会随着时间的推移而变紧，以跑步者常见，会因为摩擦引起炎症。将髂胫束拉伸与肌能疗法相结合，可以帮助释放组织粘连，减少疼痛，提升灵活性。

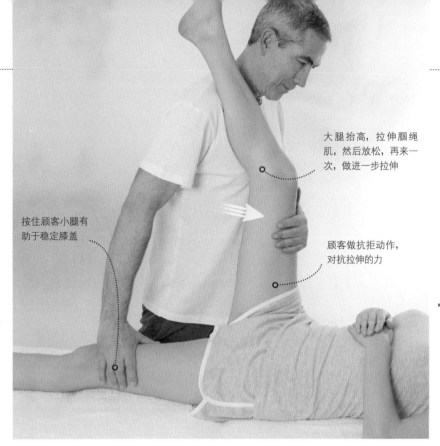

大腿抬高，拉伸腘绳肌，然后放松，再来一次，做进一步拉伸

顾客做抗拒动作，对抗拉伸的力

按住顾客小腿有助于稳定膝盖

腘绳肌拉伸

◀ 腘绳肌在大腿后部，帮助稳定膝盖和小腿。这些肌肉经常是紧绷的，所以拉伤很常见。除了热身按摩和深层组织按摩，还可以采用肌能疗法帮助放松非常紧绷的腘绳肌，让肌肉稍微伸展到比平时更远的位置。

臀部屈伸

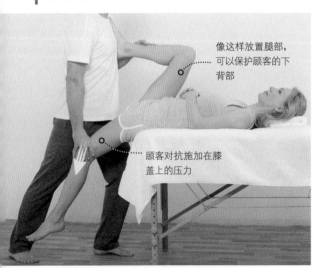

像这样放置腿部，可以保护顾客的下背部

顾客对抗施加在膝盖上的压力

▲ 髋部屈肌连接双腿和躯干，会变得紧绷或紧张。使用肌能疗法拉伸这些肌肉，有助于提升灵活性，释放下背部中的紧张感。

全身拉伸

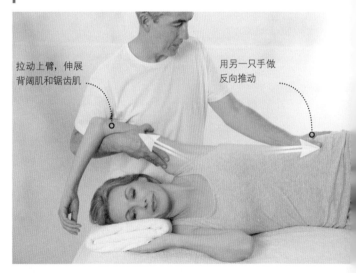

拉动上臂，伸展背阔肌和锯齿肌

用另一只手做反向推动

▲ 这种侧躺的动作可以让顾客上半身得到愉悦的伸展，有助于缓解臀部的紧张感，打开胸部，释放肩部的紧张感。顾客可以在伸展时通过呼气增强动作。

专业方向
激痛点疗法

所谓激痛点，就是存在于紧绷的肌肉带中的一个结节。它可能会引起局部疼痛——一种可预测型的牵连性疼痛，或自主症状，如流泪、视觉障碍和头晕。激痛点疗法是在20世纪中叶由一位名叫珍妮特·特拉维尔（Dr Janet Travell）的医生开创的——她是肯尼迪总统的私人医生——她绘制了特定肌肉中与激痛点相关的牵连型疼痛的模式。

激痛点疗法是如何发挥作用的？

通过绘制全身的激痛点路径，特拉维尔医生（Dr Travell）能够找到并处理一个独立的疼痛源，即使这个疼痛源离痛觉区很遥远。如今，得益于她记录的疼痛模式，按摩师能够以一种更理智的方式施行疗愈。

为了找到一个激痛点，按摩师会先观察顾客的疼痛模式，然后探测疑似疼痛的肌肉，从而确定疼痛的确切来源。当激痛点被按摩师压迫时，顾客会感到"酸爽的疼痛"，也会经历一次疼痛模式的复制，这就让按摩师可以确认并处理疼痛源。

处理激痛点有几种方法。按摩师、理疗师和整骨师经常将针刺法作为他们治疗的一部分，或者采用手工方法，使用手指、手或肘部对激痛点施行持续的压迫，然后对该部位进行被动拉伸。操作者通常会在全身按摩中用到激痛点疗法，他们会先采用瑞典式按摩和深层组织按摩手法来软化并放松组织。其他的激痛点疗法，还包括特拉维尔医生（Dr Travell）所青睐的"喷雾拉伸"手法，即在被动拉伸之前，用清凉的喷雾麻醉该部位，或者让医生注射皮质类固醇来减轻疼痛。

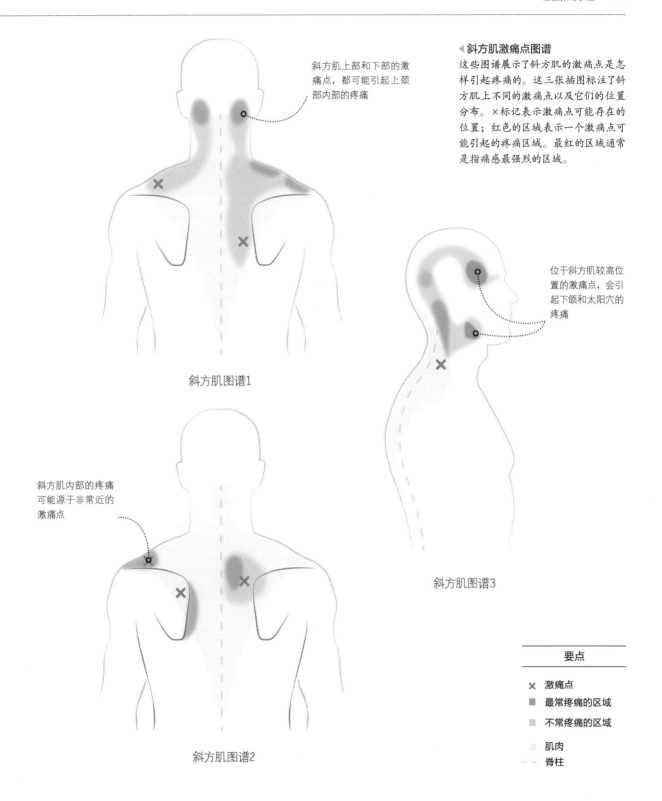

斜方肌上部和下部的激痛点，都可能引起上颈部内部的疼痛

◂斜方肌激痛点图谱
这些图谱展示了斜方肌的激痛点是怎样引起疼痛的。这三张插图标注了斜方肌上不同的激痛点以及它们的位置分布。×标记表示激痛点可能存在的位置；红色的区域表示一个激痛点可能引起的疼痛区域。最红的区域通常是指痛感最强烈的区域。

位于斜方肌较高位置的激痛点，会引起下颌和太阳穴的疼痛

斜方肌图谱1

斜方肌图谱3

斜方肌内部的疼痛可能源于非常近的激痛点

斜方肌图谱2

要点	
✕	激痛点
◼	最常疼痛的区域
▨	不常疼痛的区域
	肌肉
- -	脊柱

激痛点疗法

　　激痛点疗法旨在找到肌肉中引起局部或牵连性疼痛的过度紧张的位置；它们可能会有一个高尔夫球大小，也可能只有一粒沙子大小。一旦找到一个激痛点，按压8~12秒。按摩师让顾客将疼痛程度按1~10级进行描述；目的是让疼痛级别保持在8以下，否则顾客会紧绷起来，肌肉纤维也不会释放。当感觉疼痛减轻时，释放激痛点，再用深层按摩来安抚肌肉。

使用的基本手法：
○ 静态按压法，第72页
○ 深推法，第52页

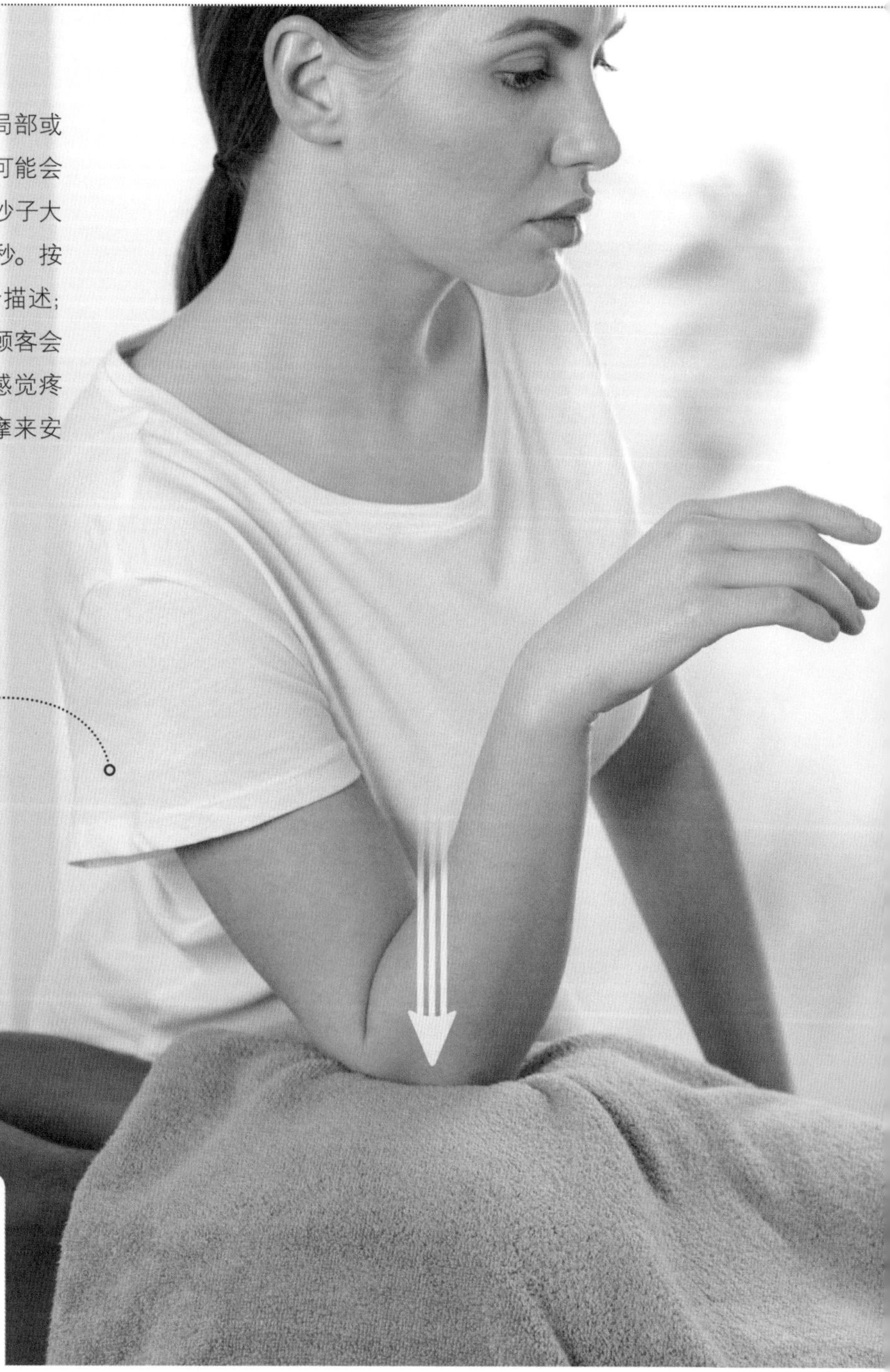

利用身体重量，让身体前倾，施加压力

▍使用肘部

　　▲ 在处理大面积肌肉部位的激痛点时，可以用到肘部，比如四头肌和臀肌，这里的激痛点会引起下背部和腿部的疼痛。肘部可以到达并压迫到较深的肌肉，这些地方如果用手指按摩的话，很难在不拉伤按摩师的情况下施加到足够的压力。

"对激痛点的施压应该在顾客可以承
受的范围之内，否则就是力度太大。"

肌肉"分条"

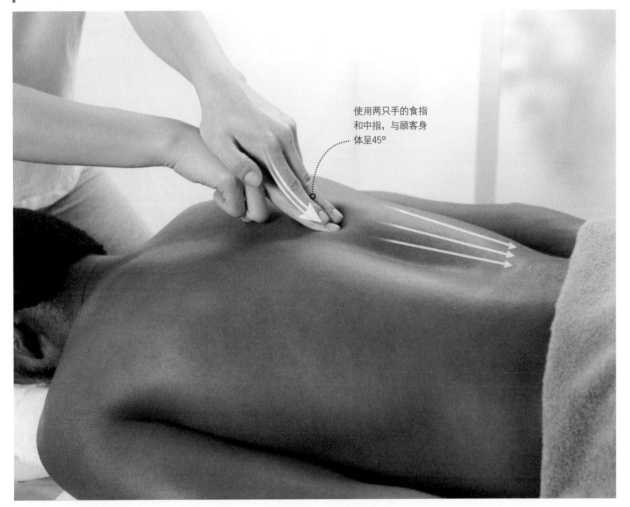

使用两只手的食指
和中指，与顾客身
体呈45°

▲ 这种手法，被称为"肌肉分条"法，用于按摩顾客后背的竖脊肌。按摩师依次在
脊柱的两侧，向下画3条长长的条纹，覆盖整块肌肉。手指深压，沿竖脊肌向下滑
行，察觉到激痛点时暂停。

专业方向
手动淋巴引流

手动淋巴引流（MLD）是一种用于帮助从身体组织中排出多余液体的按摩，这些积聚的多余液体会导致组织的肿胀。20世纪30年代，埃米尔（Emil）和埃斯特里德·沃德（Estrid Vodder）在对淋巴系统进行多年研究后，率先提出了这种疗法；所有其他类型的手动淋巴引流，包括弗尔迪（Földi）和卡斯勒–史密斯（Casley-Smith）的手法，都源自沃德学派。埃米尔和埃斯特里德设计了一套轻推动运动（light pumping movements）系统，可以促进多余液体的吸收，同时避免血液在一个区域拥塞形成充血。

要点

实质	手法	好处
使用手动淋巴引流（MLD）控制淋巴液在淋巴系统中的流动。	在皮肤上施行非常轻的推送动作，而不是作用于肌肉深处。	减少身体某部位因积聚过多液体而引起的肿胀。

手动淋巴引流是如何发挥作用的?

手动淋巴引流在按摩界是独一无二的，因为它采用的是轻触手法，而且拥有不同的聚焦点，目的是刺激接近皮肤表面的淋巴管，而不是肌肉组织。这种手法可以用于处理一系列症状，特别是淋巴水肿。通常，液体通过淋巴系统和淋巴结在体内运输，然后回到血液中。出现淋巴水肿时，液体的循环被中断或阻塞，由于诸如不能活动、手术或癌症治疗等因素，导致液体在细胞之间积聚无法排出，从而引起局部肿胀。

沃德（Vodder）学派是在组织上运用一种非常轻的推送手法，不涂任何按摩油，直接在皮肤上进行——这样就能避免按摩作用于肌肉，因为按摩肌肉会刺激循环，实际上也就增加了淋巴液的生成。它的目的是促进淋巴管的收缩，进而增加淋巴结对多余淋巴液的吸收，以便将多余液体排出体外。按摩师会先在未受影响的区域操作，清理这里液体，在管道中腾出空间，以便从受影响区域流出的多余液体有空间流动，从而可以在淋巴系统中运行时被吸收。除了帮助排出多余的液体，手动淋巴引流还可用于减轻疼痛，帮助放松。

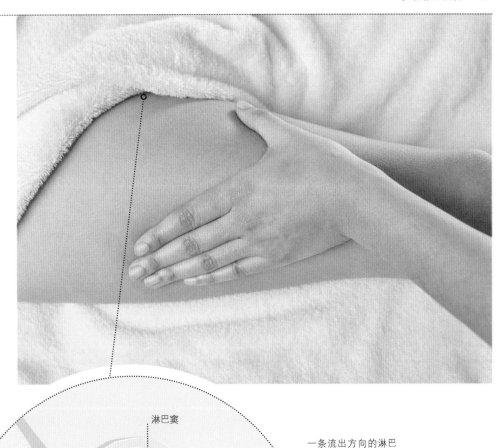

这种推送动作（第137
页）让淋巴液向上移动
到腹股沟的淋巴结，在
那里经过过滤，将多余
的液体排出。

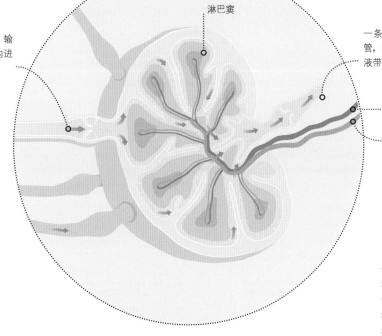

淋巴窦

流入淋巴管，输
送到淋巴结内进
行过滤

一条流出方向的淋巴
管，将过滤后的淋巴
液带走

血液流入的动脉

血液流出的静脉

淋巴结

◀淋巴液从组织中流入淋巴结系
统，集中在腹股沟、膝盖和腋窝等
部位（第22页）。每一个淋巴结都
被分成若干窦腔，淋巴液在窦腔中
被过滤。多余的液体和废物进入静
脉血液，被排出体外。

手动淋巴引流（MLD）

不使用基本手法：
在手动淋巴引流中，要把焦点放在刺激皮肤附近的淋巴管上，而不是更深的肌肉层。

手动淋巴引流采用非常细微而轻柔的动作，让淋巴液通过淋巴管排泄废物。不使用任何按摩油，目的是为了只是让皮肤移动，而不是肌肉。下面示范的沃德（Vodder）手法是处理头痛和液体潴留等常见诉求的基本方法。如果要处理淋巴水肿等症状，就需要进一步学习更为高阶的手法。

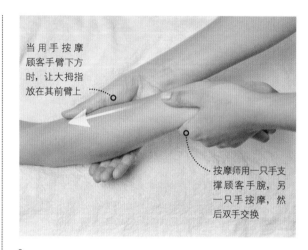

当用手按摩顾客手臂下方时，让大拇指放在其前臂上

按摩师用一只手支撑顾客手腕，另一只手按摩，然后双手交换

▎勺状

▲ 画圈动作之后，在小臂做勺状的动作，继续刺激淋巴液向上进入淋巴结。双手交替做轻轻的伸展（不是滑动）、推动和释放动作，沿手臂向上移动，到肘部结束。

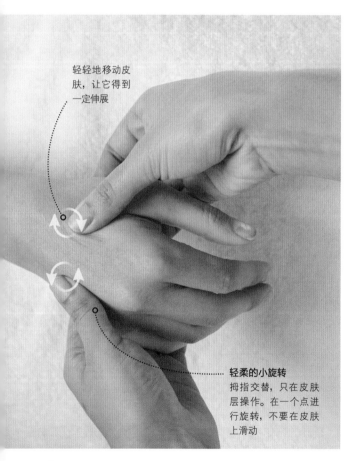

轻轻地移动皮肤，让它得到一定伸展

轻柔的小旋转
拇指交替，只在皮肤层操作。在一个点进行旋转，不要在皮肤上滑动

▎拇指画圈

▲ 用拇指轻轻画圆圈，可以在小部位进行，如手腕、脚部、脚踝和手部。在手部或脚部，沿直线重复这些细微的伸展和释放动作，开启淋巴液向上移动到辅助淋巴结的进程。

最好的高度

轻触式手动淋巴引流手法要求将按摩床设置得相当高，不同于其他按摩中按摩师需要放低按摩床，以便利用自身体重。

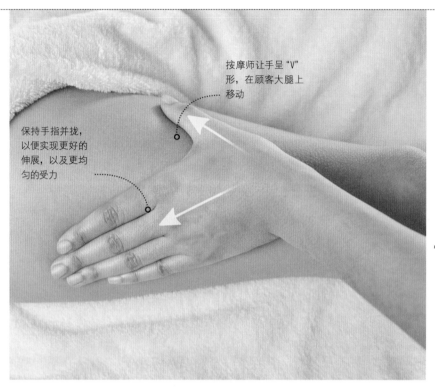

保持手指并拢，以便实现更好的伸展，以及更均匀的受力

按摩师让手呈"V"形，在顾客大腿上移动

— 推送

◀ 这种伸展和放松的动作适用于肢体的上半部分，特别是大腿，因为那里面积比较大。做勺状动作，目的是仅拉伸皮肤，然后释放。沿顾客肢体向上移动，重复这个动作，促进多余的液体进入淋巴结。

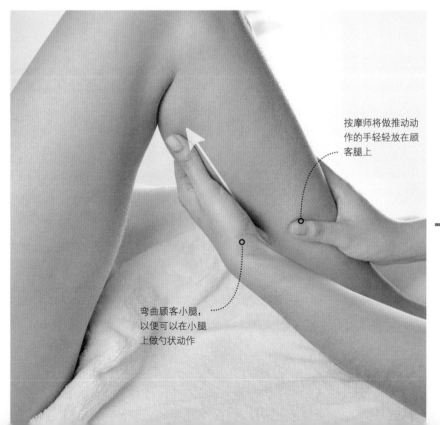

按摩师将做推动作的手轻轻放在顾客腿上

弯曲顾客小腿，以便可以在小腿上做勺状动作

— 勺状推送

◀ 在顾客小腿上使用这个动作，结合推送和勺状手法，将淋巴引流做到最大限度。用放在顾客小腿正面的手完成推送和释放的动作，接着用放在顾客小腿肚上的手完成勺状和释放动作，沿肢体向上移动，在膝盖前结束。

要点

实质	手法	好处
阿育吠陀按摩是广义阿育吠陀医学的一部分。	通过按摩、按摩油、音乐和视觉效果带来的感觉进行疗愈。	保持体内能量的平衡，清除压力导致的身体紧张。

专业方向
阿育吠陀按摩

阿育吠陀在梵语中的意思是"生命的科学"，起源于古代吠陀文化。这是一种可以追溯到5000多年前的印度文化。阿育吠陀按摩是阿育吠陀医学和阿育吠陀生活方式的关键部分。这种生活方式是一个真正的整体性体系，包括瑜伽、营养、草药、被称为排毒治疗（panchakarma）的净化仪式以及冥想。传统的阿育吠陀认为，宇宙万物都是由五种元素组成的，它们在身体内结合，创造出三种能量或者体质（dosha），被称为Vata（风能量或风型人）、Pitta（火能量或火型人）和Kapha（土能量或土型人）。阿育吠陀的目的是让这些能量保持平衡，因为当压力最小、能量平衡时，身体就会拥有良好的防御疾病的能力。

阿育吠陀按摩是如何发挥作用的?

阿育吠陀按摩是阿育吠陀常用的工具之一，帮助平衡能量，恢复和放松身体，强化身心灵。

在最初的交谈中，按摩师会观察顾客脉搏的不同层次，倾听他们的声音，检查他们的舌头和眼睛，并观察他们的综合体质。这些不同的观察有助于按摩师确定在按摩治疗中使用的草药、基础油、精油、音乐[被称为拉加（raga）]、咒语，以及引导想象[被称为意念（sankalpas）]。

将选好的草药浸泡在基础油中，在按摩前加热。按摩过程中，会使用大量这种按摩油来帮助打开和净化体内的能量通道。按摩师会使用轻重按摩相结合的方法，不过，按摩油的用量意味着这种按摩通常比其他类型的按摩要更轻，因为这种按摩更注重滑动动作，而不是深入组织。沿身体的能量通道进行长推滑动按摩，使其作用于神经，结合揉捏动作，帮助释放因应对情绪压力而做出的保护身体的无意识反应造成的紧张。

通过处理马尔玛点（Marma Point）——在"能量通道"（第139页）和"脉轮"（第165页）上找到的点，能够促进生命能量的流动。在接受全身按摩的时候，可以产生一种觉知全身的整体感觉。

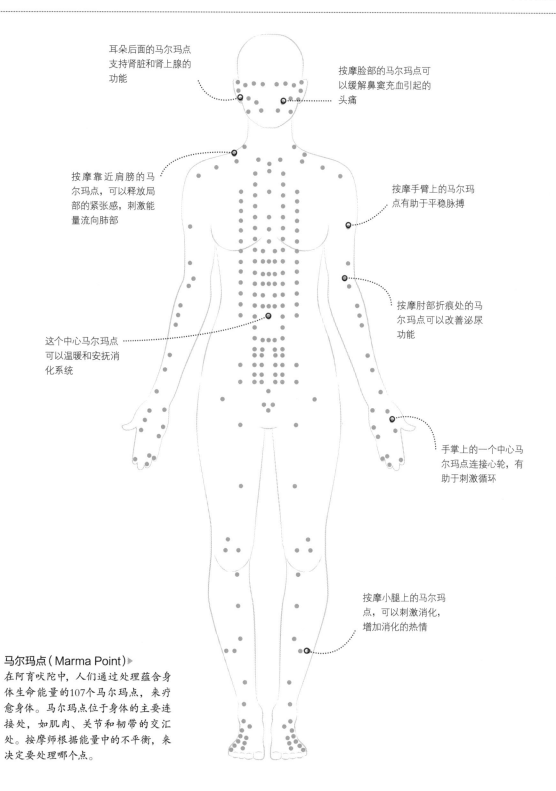

耳朵后面的马尔玛点支持肾脏和肾上腺的功能

按摩脸部的马尔玛点可以缓解鼻窦充血引起的头痛

按摩靠近肩膀的马尔玛点，可以释放局部的紧张感，刺激能量流向肺部

按摩手臂上的马尔玛点有助于平稳脉搏

按摩肘部折痕处的马尔玛点可以改善泌尿功能

这个中心马尔玛点可以温暖和安抚消化系统

手掌上的一个中心马尔玛点连接心轮，有助于刺激循环

按摩小腿上的马尔玛点，可以刺激消化，增加消化的热情

马尔玛点 (Marma Point) ▶
在阿育吠陀中，人们通过处理蕴含身体生命能量的107个马尔玛点，来疗愈身体。马尔玛点位于身体的主要连接处，如肌肉、关节和韧带的交汇处。按摩师根据能量中的不平衡，来决定要处理哪个点。

阿育吠陀按摩

阿育吠陀按摩只是阿育吠陀整体疗愈中的一环，既可以单独享受，也可以作为完整的阿育吠陀生活方式的一部分，来平衡身体的能量。它的典型动作是长推、轻扫以及快速动作，会使用大量的按摩油来让动作更显轻滑。通过执业师培训，按摩师可以为顾客定制按摩，通过马尔玛点来平衡能量（第138页）。

使用的基本手法：
○ 滑行轻抚法，第44页

▍按摩马尔玛点周围

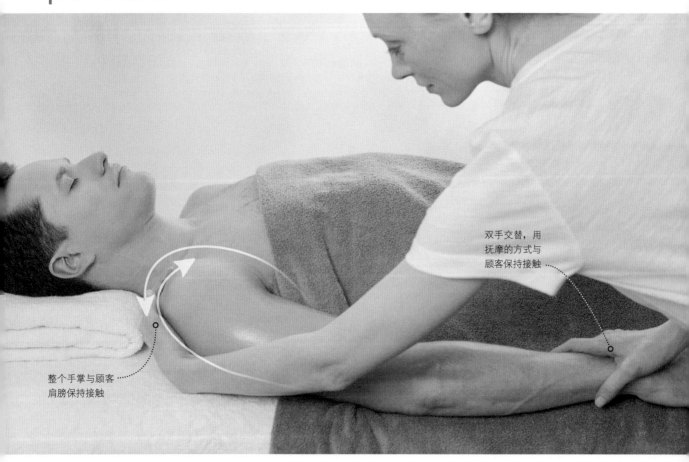

双手交替，用抚摩的方式与顾客保持接触

整个手掌与顾客肩膀保持接触

▲ 按摩肩部上方的马尔玛点，有助于缓解这里的能量阻滞，释放局部紧张以及身体周围的压力。以快速、长推的动作按摩顾客手臂，按摩师再用顺时针和逆时针画圈的方式，在顾客肩膀上做大量按摩。

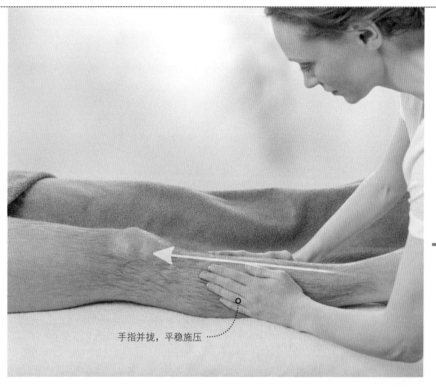

手指并拢，平稳施压

平息过剩的能量

◁ 使用有节奏的长推手法，沿着顾客整条腿向上滑行抚摩，可以帮助释放多余的能量或热情，给身体带来平衡。双手放在顾客腿的两侧，按摩师采用弓箭步，使用一个长扫的动作，让双手在顾客整个肢体滑行。

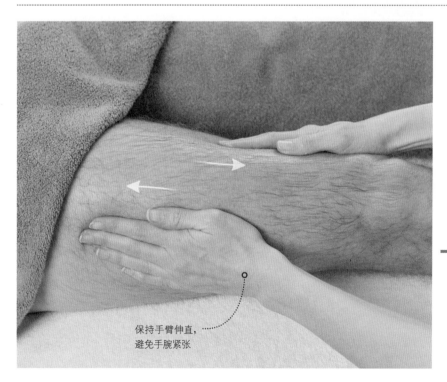

保持手臂伸直，避免手腕紧张

激励手法

◁ 当顾客感到疲倦而缺乏活力时，可以在腿上做活泼地划动，以便恢复精力，让身体充满活力。在这里，短线摩擦划动适用于大腿肌肉较厚的部位。双手交替，来回刺激组织，激励整个身体。

要点

实质	手法	好处
清除能量流动的阻塞，促进舒缓和健康。	对Sen通道施加压力；使用辅助拉伸和扭转。	改善肌肉张力和灵活性，减少肌肉疼痛。

专业方向

泰式按摩

泰式按摩是泰国传统医学的组成部分之一。根据民间传说，它是在大约2500年前，由佛陀的一位医生朋友发明的。这种按摩被视为一种精神疗法，会在佛教寺庙中进行。记录这种按摩手法的雕刻，可以在泰国的卧佛寺庙群（Wat Pho temple complex）中看到。泰国医学的基本原理是，能量停滞或耗尽的部位会产生疼痛和疾病。泰式按摩的目的是，优化通过身体中被称为Sen通道（第143页）的能量流，以平衡能量，促进身心的健康。

泰式按摩是如何发挥作用的？

在泰式按摩中，按摩师采用一系列的手法和"身体动作"来清除顾客全身能量流动的限制，以实现平衡与和谐，促进健康。

泰式按摩是在铺在地板上的垫子或床垫上进行的，按摩师和顾客着宽松、舒适、方便运动的衣服。按摩师按压Sen通道上的穴位——使用他们的脚、手掌、拇指、肘部或膝盖——运用身体的这些不同部位小心地施加重压，以消除阻塞，促进能量流动。也可以使用强力的拉伸和扭转，来提升顾客柔韧性和肌张力，从而帮助减少肌肉疼痛。这种身体动作，有时被描述为应用瑜伽或辅助瑜伽，按摩师以流畅的动作，从容不迫地将自己和顾客移动成不同姿势，帮助顾客在不被伤害的情况下，达到一定程度的拉伸。按摩的作用是增强全身的活力和灵活性，减轻疼痛，让顾客体验一种深度放松的感觉。

掌握这套按摩需要进行相关培训。关于这套按摩的知识，在泰国以代代相传的方式得以延续，这也导致了不同地区以及不同执业者，在风格和手法上会存在一些差异。

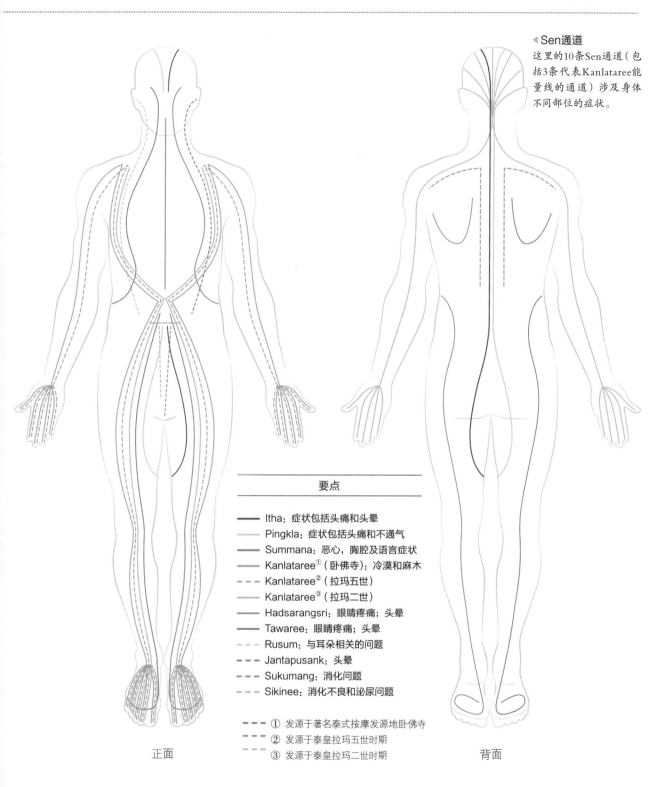

◀Sen通道
这里的10条Sen通道（包括3条代表Kanlataree能量线的通道）涉及身体不同部位的症状。

要点

- —— Itha：症状包括头痛和头晕
- —— Pingkla：症状包括头痛和不通气
- —— Summana：恶心，胸腔及语言症状
- —— Kanlataree① （卧佛寺）：冷漠和麻木
- - - Kanlataree② （拉玛五世）
- —— Kanlataree③ （拉玛二世）
- —— Hadsarangsri：眼睛疼痛；头晕
- —— Tawaree：眼睛疼痛；头晕
- - - Rusum：与耳朵相关的问题
- - - Jantapusank：头晕
- - - Sukumang：消化问题
- - - Sikinee：消化不良和泌尿问题

- - - ① 发源于著名泰式按摩发源地卧佛寺
- - - ② 发源于泰皇拉玛五世时期
- - - ③ 发源于泰皇拉玛二世时期

正面　　　　　　　　　　　　　　　　背面

泰式按摩

泰式按摩通过在压痛点上操作来释放能量，辅助瑜伽伸展来释放紧张感，增强柔韧性，让身体充满活力。这种按摩对顾客自身的身体柔韧性没有要求——按摩师会利用他们的专业知识让顾客能够做比平常更大幅度的动作，并且会时刻关注顾客动作的活动极限。所有的手法都需要接受相关的培训。

使用的基本手法：
○ 压捏法，第56页
○ 轻抚法，第40页
○ 按压法，第72页

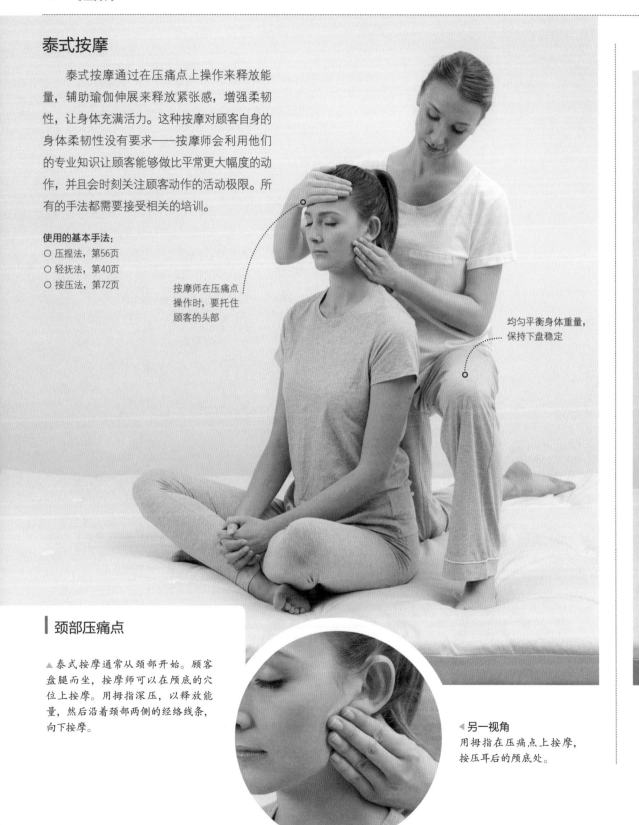

按摩师在压痛点操作时，要托住顾客的头部

均匀平衡身体重量，保持下盘稳定

▎颈部压痛点

▲ 泰式按摩通常从颈部开始。顾客盘腿而坐，按摩师可以在颅底的穴位上按摩。用拇指深压，以释放能量，然后沿着颈部两侧的经络线条，向下按摩。

◀另一视角
用拇指在压痛点上按摩，按压耳后的颅底处。

前臂按压

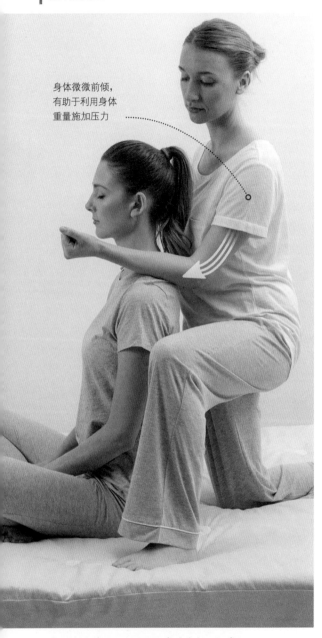

身体微微前倾，
有助于利用身体
重量施加压力

▲ 在顾客坐着时，也可以按摩其肩部。按摩师可以采用跪姿，让前臂在顾客斜方肌上深深向下按压，帮助放松组织，释放紧张感。

侧卧腿部拉伸

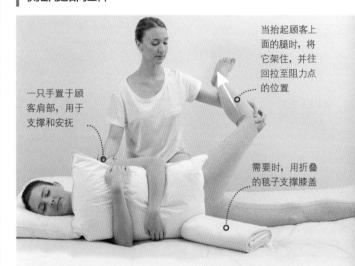

当抬起顾客上面的腿时，将它架住，并往回拉至阻力点的位置

一只手置于顾客肩部，用于支撑和安抚

需要时，用折叠的毯子支撑膝盖

▲ 侧卧的姿势方便按摩四肢。顾客用枕头支撑身体，在拉伸四肢时，用你的膝盖抵住顾客臀部以稳定身体。

脚部按压

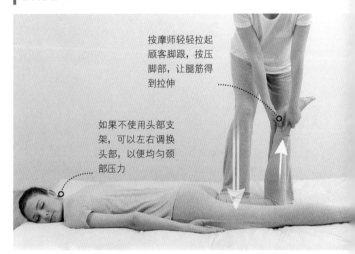

按摩师轻轻拉起顾客脚跟，按压脚部，让腿筋得到拉伸

如果不使用头部支架，可以左右调换头部，以便均匀颈部压力

▲ 在泰式按摩中，按摩师的脚可以作为按摩的一种工具，用于顾客全身。在这里，采用站姿，将脚牢牢放置于顾客大腿上按压组织，同时，也可以在顾客腿上的压痛点位置进行按压。

未完待续 ▶

泰式按摩 接上页

辅助后背弯曲

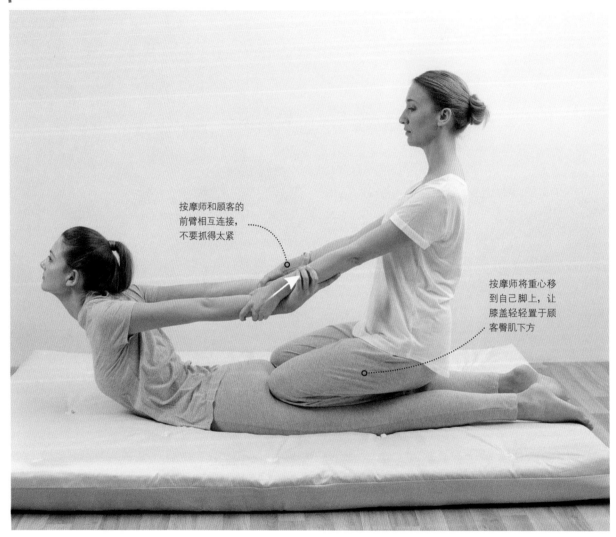

按摩师和顾客的
前臂相互连接，
不要抓得太紧

按摩师将重心移
到自己脚上，让
膝盖轻轻置于顾
客臀肌下方

▲ 这种动态拉伸是在背部按摩的过程中完成
的。按摩师让顾客呼气，同时将其背部向后
拉动，提醒顾客，肩膀放松，自然下沉，保
持5秒钟。

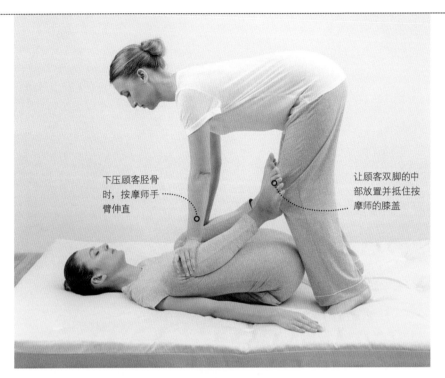

下压顾客胫骨时，按摩师手臂伸直

让顾客双脚的中部放置并抵住按摩师的膝盖

球姿 1

◀ 这种交互式"球型"姿势，可以拉伸顾客臀大肌和下背部肌肉。按摩师将顾客小腿稳稳地推向其胸腔，直到感觉到阻力点。与顾客交谈，并观察他是否紧张。你可以重复这个动作，小心地引导，微微超过阻力点。

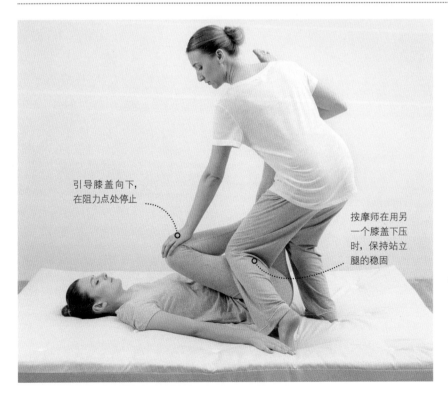

引导膝盖向下，在阻力点处停止

按摩师在用另一个膝盖下压时，保持站立腿的稳固

球姿 2

◀ 顾客仰卧平躺，一条腿压向胸部，另一条腿保持伸直。按摩师用膝盖对顾客腿筋施加稳定的压力，伸展其臀肌、大腿和下背部的肌肉

未完待续 ▶

泰式按摩 接上页

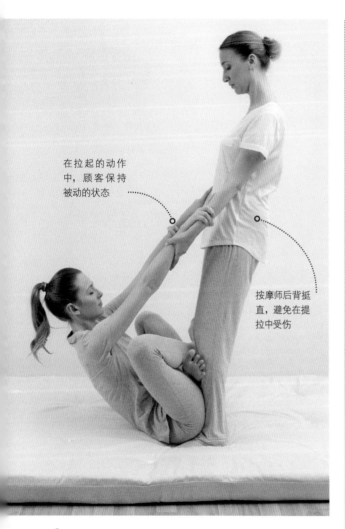

在拉起的动作中，顾客保持被动的状态

按摩师后背挺直，避免在提拉中受伤

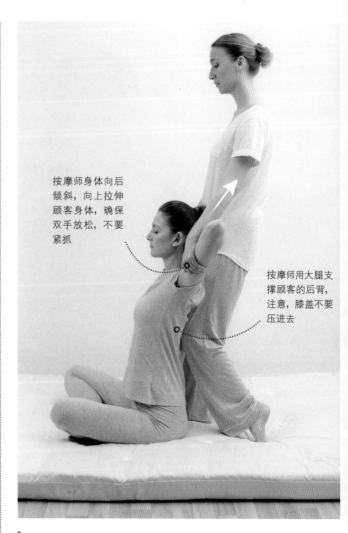

按摩师身体向后倾斜，向上拉伸顾客身体，确保双手放松，不要紧抓

按摩师用大腿支撑顾客的后背，注意，膝盖不要压进去

▎向上提拉

▲ 将顾客从平躺姿势拉至盘腿而坐，是用一种互动的方式来改变姿势，同时也可以放松并拉直顾客后背。当顾客坐好后，通过辅助肩部伸展和扭转来结束按摩。

▎开胸

▲ 这种辅助打开的姿势，可以在按摩接近尾声的时候使用。打开顾客胸腔区域，可以让人体验一种愉悦的释放感。按摩师将大腿置于顾客上背部，将顾客的身体向上提拉，呈一个柔和的后弯，保持5秒钟。

"以脊柱扭转结束按摩，
有助于释放残余的紧绷感。"

按摩师在引导顾
客扭转时，托住
其前臂

将一只膝盖置于
顾客的大腿上，
以稳定其身体

最好的姿势

如果顾客盘腿而坐感觉不舒
服，可以让他坐姿时双腿前
伸，以免产生身体损伤。

| 脊柱的上部扭转

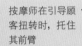 使用辅助扭转结束一次按摩。按摩师轻柔地引导
顾客身体，先向一侧扭转，保持5秒钟，然后在另
一侧重复，保持5秒钟。这时，顾客上背部和肩部
中的紧张感就会得到释放。

专业方向
中式推拿

推拿的历史可以追溯到3000多年前，它是中医的四大分支之一。除了推拿，中医还包括针灸、草药以及气功，这是一种专注于姿势和呼吸的疗法。在中医中，所有的疾病与不和谐，都被认为是由能量流动的不平衡引起的，中国称之为"气"，流走于人体的经络网。推拿旨在处理特定疾病的症状，通过恢复全身能量流动的平衡，来解决关于肌肉骨骼的诉求。

要点

实质	手法	好处
运用中医原理诊断人体能量流动。	用手法操作来恢复与平衡气的流动。	恢复能量流动，可以让身体和情感问题得到改善。

推拿是如何发挥作用的？

推拿按摩在中国被视为一种对按摩的医疗应用，在其悠久的历史中，一直被中国医学院校及医院的医生们不断地完善着。今天，它在中国依然非常流行，特别是婴幼儿和儿童，手法也相当成熟。在西方，这种疗法也开始流行起来。

在最初的交谈中，按摩师会询问顾客诸如睡眠情况、饮食习惯、排便、月经及其疼痛情况等问题，还要检查舌头、眼睛、皮肤和脉搏。推拿师根据中医能量流动的原理做出诊断，然后决定采取何种按摩方式。

完成诊断之后，按摩师的目标就是通过经络刺激穴位（第151页）来解决能量流动的问题。使用的手法多种多样，包括用手和手指的不同部位快速重复某个动作，静压停留数分钟，拉伸以及关节旋转。治疗通常是在按摩床上进行，可以让顾客穿着衣服，也可以借助按摩油在裸露的皮肤上运用手法操作。

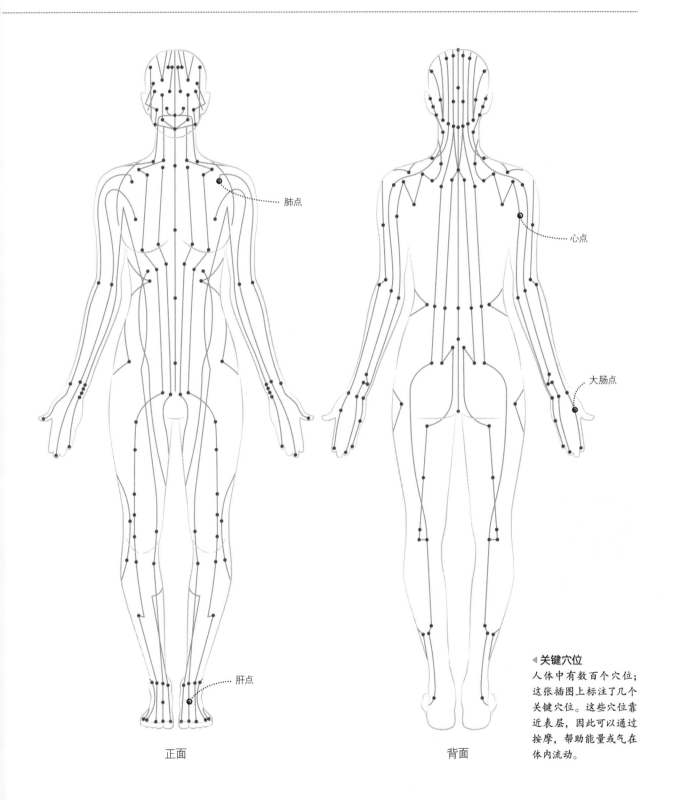

肺点

心点

大肠点

肝点

正面

背面

◀ **关键穴位**

人体中有数百个穴位；这张插图上标注了几个关键穴位。这些穴位靠近表层，因此可以通过按摩，帮助能量或气在体内流动。

中式推拿

通过交谈，在了解顾客睡眠和饮食情况并简单检查身体之后，按摩师会做出判断，确定其身体中需要重新平衡能量的部位。通常来讲，按摩师会使用非常快速的轻抚，也可能使用拉伸组织的手法，或者在特定的穴位上进行按压，帮助疏通相关身体部位的能量。

使用的基本手法：
○ 滑行轻抚法，第44页
○ 拉伸及移动，第74页
○ 深推法，第52页
○ 静态按压法，第72页
○ 指关节揉捏法，第58页

拉伸组织

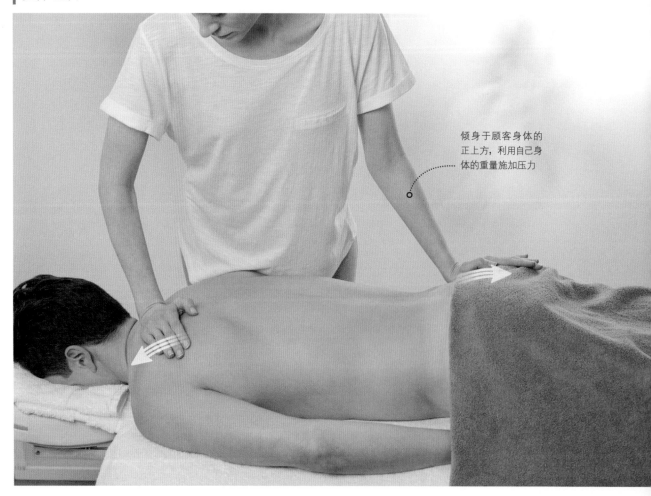

倾身于顾客身体的正上方，利用自己身体的重量施加压力

▲ 拉伸顾客整个背部，温暖组织，释放可能阻塞能量流动的紧张点。按摩师按压顾客肩膀和臀部的肌肉，让组织得到拉伸。这套动作可以在按摩开始时，隔着毛巾进行操作。

"按摩师刺激顾客身体中需要平衡
能量的穴位。"

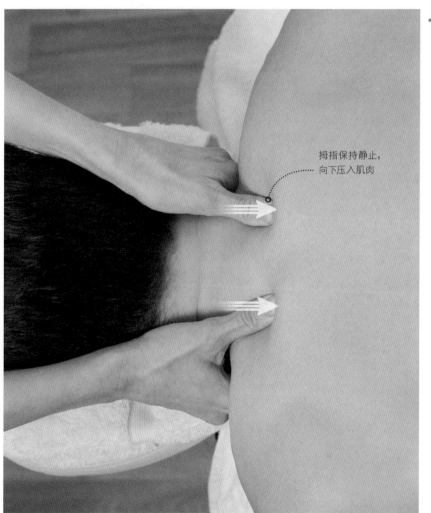

拇指保持静止，
向下压入肌肉

—— 按压穴位

◁ 可以用拇指按压关键的穴位，
解除能量流动中的阻塞。拇指深
入肌肉，按压组织，有时可以停
留几分钟。压力释放后，可以使
用指关节揉捏法在斜方肌上方呈
扇形扫出。

附加处理

一些推拿师也接受过艾灸疗
法的培训——燃烧艾草，以
改善顾客体内能量流动。

实质	手法	好处
改善通过经络的气流，处理身体和情感不适。	采用静压、拉伸，以及肢体旋转。	释放阻塞，促进身心疗愈。

日式指压按摩是如何发挥作用的？

目前，有许多不同形式的指压按摩。一些形式集中于身体中特定的压痛点；一些按摩师关注不同的传统中医诊断系统，还有一些按摩师会更关注能量通道，被称为经络（第155页），以促进气在全身的流动。

尽管如此，所有的日式指压按摩师都会根据中医的基本原理来诊断和疗愈一个人。根据这些原理，身体和精神上的失调和疾病被认为是由气在经络或能量通道中的流动中断造成的。人们还认为，扰乱体内血液和淋巴流动的健康问题，也会影响气的流动。

日式指压按摩通常在地板上进行，按摩师和顾客身着宽松、不束缚的衣服。按摩师使用手压和手动方式来调整顾客身体的位置，改善气的流动。使用平静而放松的按压，作用于身体上的各个点。这些点被称为"tsubos"，沿着经络排列。辅助伸展和旋转人体的四肢，有助于打通经络，消除阻塞。

专业方向
日式指压按摩
（SHIATSU）

Shiatsu是一个日语单词，意思是"手指按压"。在Shiatsu的按摩中，通过按压身体上的压痛点，来帮助改善通过身体的能量流动——在日本称为Ki（气）——促进身体自然恢复的能力。早在20世纪初，日本按摩师玉井学觉（Tamai Tempaku）就发展出了这种叫作Shiatsu的按摩手法。他将西方解剖学和生理学的医学知识融入几种较古老的传统医学方法中，尤其是借鉴了一种称为Anma的较早形式的日本按摩，而这种Anma又起源于中国的传统按摩，比如推拿（第150页）。

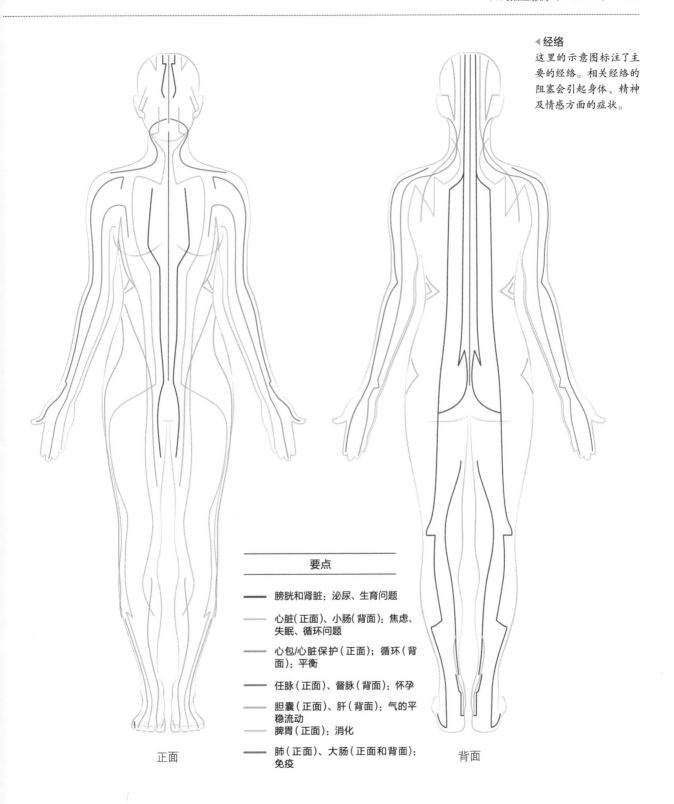

▶**经络**

这里的示意图标注了主要的经络。相关经络的阻塞会引起身体、精神及情感方面的症状。

要点

—— 膀胱和肾脏：泌尿、生育问题

—— 心脏（正面）、小肠（背面）：焦虑、失眠、循环问题

—— 心包/心脏保护（正面）；循环（背面）：平衡

—— 任脉（正面）、督脉（背面）：怀孕

—— 胆囊（正面）、肝（背面）：气的平稳流动

—— 脾胃（正面）：消化

—— 肺（正面）、大肠（正面和背面）：免疫

正面　　　　　　　　　背面

日式指压按摩

日式指压按摩在地板上进行，客户合衣平躺。按摩师要非常的平静且专注，因为要使用自己的能量来平衡能量，并传输能量——气（Ki）——给顾客。使用平静而放松的按压，作用于顾客经络上的各个点，被称为"tsubos"。其中，触摸的品质比按压更重要。之后，再完成拉伸和旋转动作。

使用的基本手法：
○ 按压法，第72页
○ 被动运动法，第74页

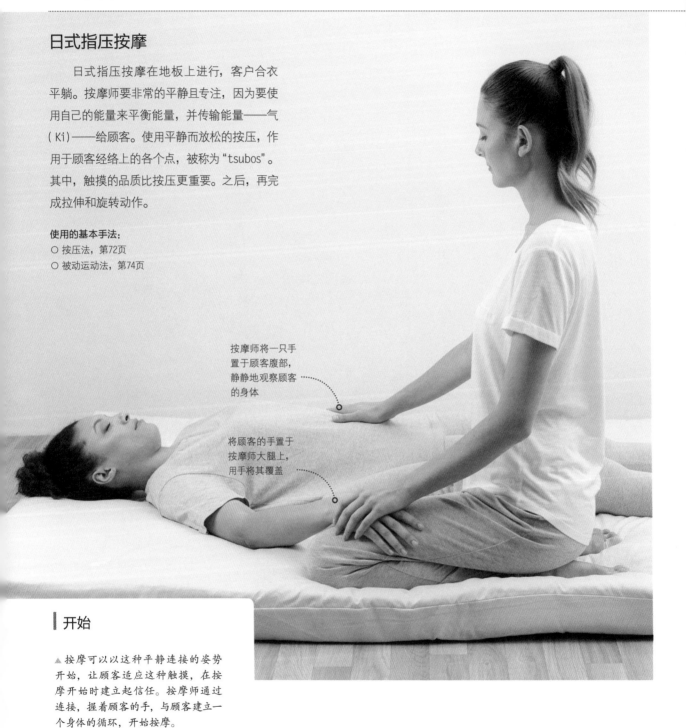

按摩师将一只手置于顾客腹部，静静地观察顾客的身体

将顾客的手置于按摩师大腿上，用手将其覆盖

开始

▲ 按摩可以以这种平静连接的姿势开始，让顾客适应这种触摸，在按摩开始时建立起信任。按摩师通过连接，握着顾客的手，与顾客建立一个身体的循环，开始按摩。

原（HARA）诊断

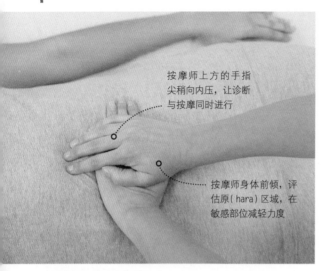

按摩师上方的手指尖稍向内压，让诊断与按摩同时进行

按摩师身体前倾，评估原（hara）区域，在敏感部位减轻力度

▲ 触摸顾客腹部的"原（hara）"区域——身体的活力中心——有助于做出诊断。紧致、温暖、柔软以及声音都可以预示需要注意的地方。

压痛点按摩

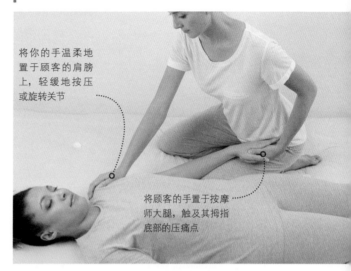

将你的手温柔地置于顾客的肩膀上，轻缓地按压或旋转关节

将顾客的手置于按摩师大腿，触及其拇指底部的压痛点

▲ 沿经络按摩压痛点，有助于恢复能量流动。拇指压痛点是一个重要的点，因为它与消化有关，能帮助释放疼痛。

按摩头部周围

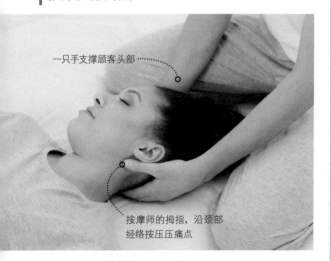

一只手支撑顾客头部

按摩师的拇指，沿颈部经络按压压痛点

▲ 日式指压按摩会在顾客头部和颈部做大量按摩，因为这个区域往往非常紧张。按摩师会用手掌或拇指，在顾客头部和颈部经络中的压痛点上做按摩。

使用前臂

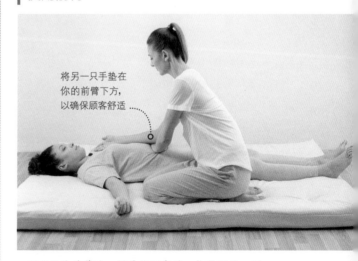

将另一只手垫在你的前臂下方，以确保顾客舒适

▲ 可以用你前臂的一侧寻访顾客的一长段经络，例如，顾客上半身沿中线的经络。在这里，你的手臂向外侧转动，疏通顾客的肺部。在面积大的部位，也可以以类似的方式使用你的前臂，比如在顾客的背部。

未完待续 ▶

日式指压按摩 接上页

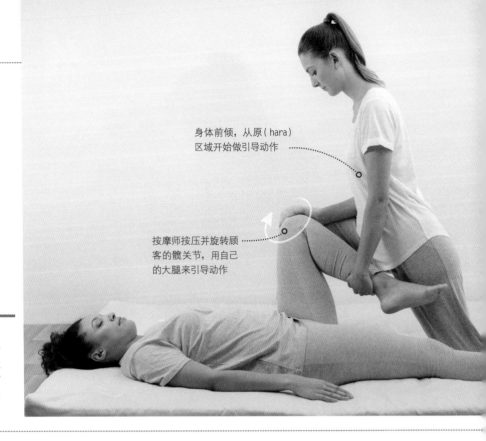

身体前倾，从原(hara)
区域开始做引导动作

按摩师按压并旋转顾
客的髋关节，用自己
的大腿来引导动作

髋关节旋转

许多经络均通过髋关节，因 ▶
此能量在这个区域很容易被
阻塞。这种引导旋转动作可
以打开髋关节，让能量顺利
流过身体。

侧卧

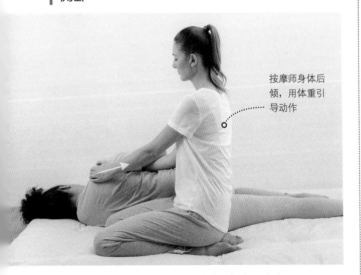

按摩师身体后
倾，用体重引
导动作

▲ 让顾客双肩依次接触地板，将其调整成侧卧姿
势，这也是孕期的理想姿势。从这里开始，按摩
师可以用自身的体重，来拉回并旋转顾客肩关节，
也可以在经络点上按摩。

使用手掌

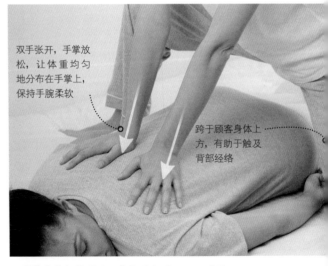

双手张开，手掌放
松，让体重均匀
地分布在手掌上，
保持手腕柔软

跨于顾客身体上
方，有助于触及
背部经络

▲ 手掌为我们提供了一个大的表面，可以用于
在顾客全身施加压力。同样，将按摩师身体的
重量用于动作中，转移能量，形成一种有效的
触摸，为顾客带来宁静与平衡，缓解不适。

固定与循环

在处理腿部经络时，可以使用这种基础手法。在这里，将一只手置于顾客骶骨之上，另一只手沿着顾客一条腿的经络向下移动，就像这样，通过启动你的"水能量"为顾客消除紧张感。在移动到顾客脚部经络末端的点之前，在踝关节的一个压痛点处做停留。▼

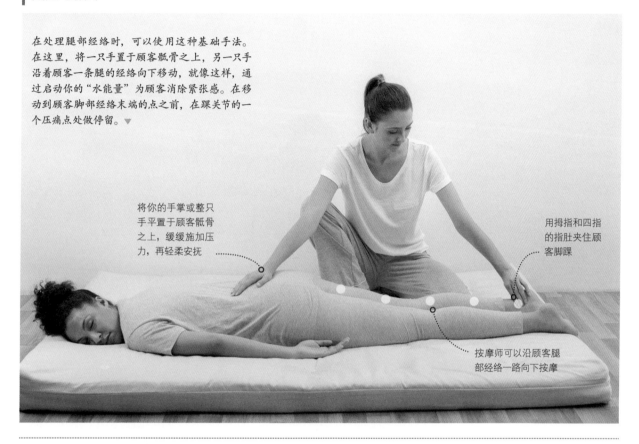

将你的手掌或整只手平置于顾客骶骨之上，缓缓施加压力，再轻柔安抚

用拇指和四指的指肚夹住顾客脚踝

按摩师可以沿顾客腿部经络一路向下按摩

在顾客后背做对角拉伸，打开肩胛骨

按摩师身体前倾，利用体重进行拉伸

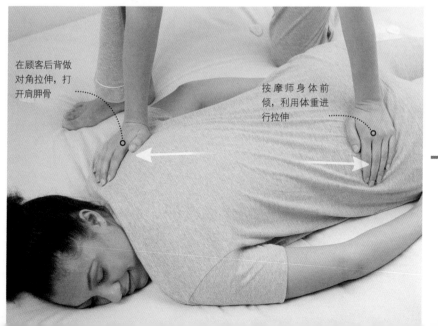

— 拉伸

◀ 拉伸可以很容易隔着衣服进行，可被用来代替瑞典式按摩和压捏，来释放压力。晃动法也可以这样使用。拉伸不仅可以缓解顾客紧张，还可以帮助打开经络。

专业方向

反射疗法

在许多古老的文化中，都可以见到通过双脚进行理疗的理念。在公元前2400年左右的古埃及医生Ankhmahor的墓中，壁画上描绘了对手和脚进行处理的方法。有证据表明，在中国、日本和印度等古代文化中，也有针对脚的处理方法。这些观念已经演变成今天使用的反射学的各种形式。19世纪90年代，英国生理学家亨利·海德爵士（Sir Henry Head）研究了皮肤压痛区域和病变器官之间的联系，他认为这些病变器官是由来自脊柱同一部位的神经所支配的。这项早期的工作为身体区域观念铺平了道路，使其发展为今天的反射疗法。

要点

实质	手法	好处
通过处理某一区域皮肤的压痛区域，改善身体另一部位的健康。	采用各种各样的手法，对较大的部位或特定的点施加压力。	这种非侵入性疗法有助于促进身心健康。

反射疗法是如何发挥作用的？

反射疗法是对反射区施加压力，通常是脚和手，以收获整个身体的健康。其目的是恢复身体内部的平衡，促进身体与情绪达到更好的整体健康，同时也可以专注于处理身体中发现问题的特定内部器官。

反射疗法有各种各样的形式，其中很多集中在脚部，但也有一些适用于手、耳朵和面部。反射疗法就是利用按摩师对反射区对认识，将以上这些形式联系起来的，将压力精确地施加到皮肤的特定部位，相信这样会对顾客身体的另一部位产生有益的影响。

一些反射疗法按摩师相信，通过刺激压力感应神经与身体神经系统的相互作用，会引起身体其他部位的反应。其他按摩的工作原理是，不同点可以激活不同的经络——体内能量输送的通道——帮助清除能量的阻碍，使其在体内自由流动。

反射疗法可以处理一系列常见的健康诉求，也可以用于促进生育，改善孕期的身体健康，并有助于分娩。它的非侵入性，也使它成为一个可以改善儿童、老人及虚弱人群健康状况的有效方法。

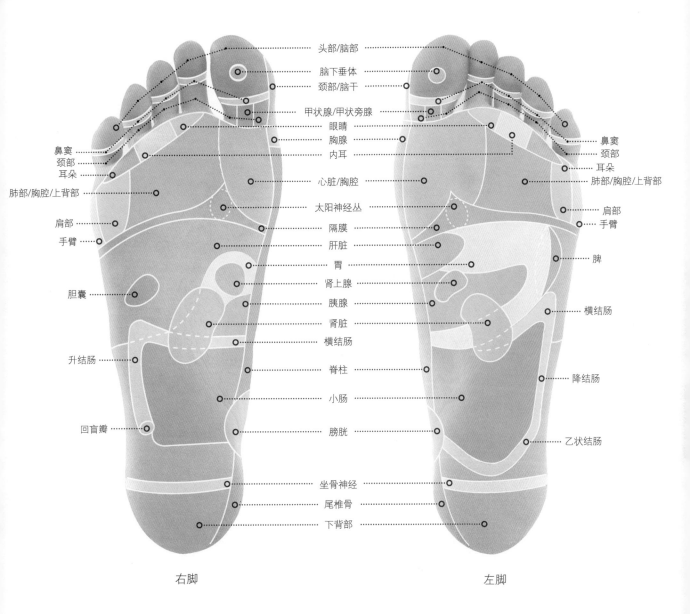

头部/脑部
脑下垂体
颈部/脑干
甲状腺/甲状旁腺
眼睛
胸腺
内耳
心脏/胸腔
太阳神经丛
隔膜
肝脏
胃
肾上腺
胰腺
肾脏
横结肠
脊柱
小肠
膀胱
坐骨神经
尾椎骨
下背部

鼻窦
颈部
耳朵
肺部/胸腔/上背部
肩部
手臂
胆囊
升结肠
回盲瓣

鼻窦
颈部
耳朵
肺部/胸腔/上背部
肩部
手臂
脾
横结肠
降结肠
乙状结肠

右脚

左脚

▲ 脚部图谱
脚部的反射图谱展示了脚部与身体不同部位或器官
相连接的反射区。按摩反射区有助于促进对应身体
部位的健康。右脚的图谱对应于身体的右侧；左脚
的图谱对应身体的左侧。

反射疗法

使用专业反射疗法的手法，可以对整个脚部施加压力，也可以在某一个特定的点施加压力，以解决特定的问题。按摩时，可以对照脚部图谱（或手部图谱，如果是按摩手部的话）作为指导。放松手法，如第163页的横向摆动手法，可以在按摩开始时，或者手法转换时使用。

使用的基本手法：
○ 静态按压法，第72页
○ 拉伸及移动，第74页
○ 旋转法，第76页
○ 揉捏法，第60页
○ 指关节揉捏法，第58页

观察反应

一些反射点按压时可能有点疼。一定程度的不适感是正常的，不过要注意观察顾客的面部表情，必要时减轻力度。

▎拇指行走

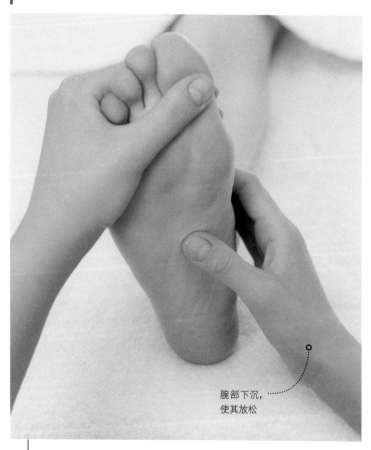

腕部下沉，使其放松

① 拇指行走是用拇指施加稳定的压力，在顾客脚部的某个区域内移动。按摩师用一只手支撑顾客脚趾，轻轻地拉伸脚掌。移动的拇指置于脚掌，平稳施压。

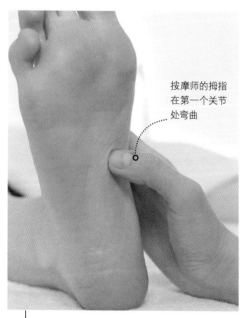

按摩师的拇指在第一个关节处弯曲

② 让拇指在第一个关节处先弯曲，再伸直，沿着顾客足部移动。按摩师继续让拇指弯曲、伸直，"行走"于脚掌，逐渐走完整个区域。

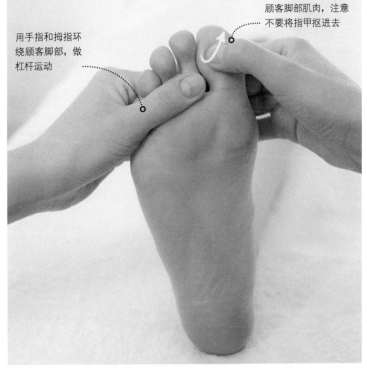

用手指和拇指环
绕顾客脚部，做
杠杆运动

让拇指的指尖压进
顾客脚部肌肉，注意
不要将指甲抠进去

—— 勾起与压回

◀ 这种手法可以作用于某
个特定的点，改善身体相
应部位的健康。先让拇指
在这里做一个非常小的、
细微的动作，深深地压进
并勾起肌肉，然后再把肌
肉压回去。

▍定点旋转

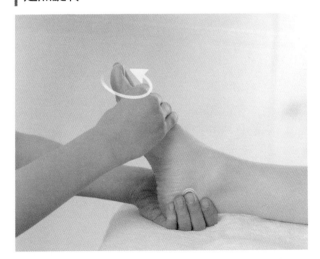

▲ 这种手法用于一个特定的反射区域。一只手握住顾客脚踝，
用中指在一个点施加压力，另一只手握住脚面，先顺时针旋转几
次，再逆时针转。这样当脚转动时，就可以在反射点上产生一种
开关的效果。

▍摆动

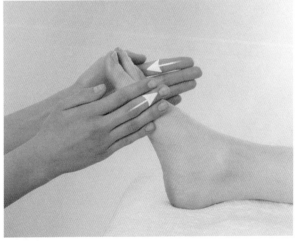

▲ 这种放松手法可以让顾客的脚在你的两只手之间左右摆动，
在按摩开始时温暖组织，从而让组织得到放松。其他放松的手
法，还包括使用轻柔地拉动来产生牵引力，用拇指揉捏脚掌，并
用指关节揉捏脚掌。

专业方向
印度头部按摩

印度头部按摩的传统，源自女性用植物油按摩头皮和头发，让她们的长发秀美而坚韧。传统上，理发师也会提供让人神清气爽的头皮按摩。今天，在西方盛行的印度头部按摩还结合了多种传统手法，按摩上半身容易紧张的部位，如面部、颈部、肩膀和手臂。它还旨在平衡身体的能量，印度语称之为prana（普拉那，意为生命气息）。在印度，人们认为能量被阻断会导致疾病。

要点

实质	手法	好处
在上半身、颈部、头皮及面部进行放松、激励的按摩。	使用基本的按摩手法，及压痛点按摩。	一种可以平衡能量、释放压力的便捷疗法。

印度头部按摩是如何发挥作用的?

印度头部按摩师通过按摩作用于上三轮，以平衡能量，帮助生命气息在身体各处自由活动，从而处理许多与压力和在电脑前工作相关的常见症状，如眼部疲劳、头痛，以及颈部和肩膀的僵硬。它还可以提高整体的能量水平，帮助注意力集中，让顾客更能体验幸福的感觉。

在西方，做印度头部按摩时，通常不需要用按摩油，顾客可以穿着衣服。唯一需要的装备是一把舒适的低靠背椅子，让顾客坐于其上，按摩师站立完成按摩。这种方便而实用的按摩方式可以用于各种场合，如工作场所、活动场所以及其他公共场所。当按摩在公共场所进行时，按摩师可能希望找到一种方法来创造一定程度的私密，比如设置一道屏障，或会议室按摩。

在印度头部按摩中用到了多种按摩手法，包括摩擦、揉捏、轻抚、叩击以及按摩头部压痛点。按摩师动作坚定，轻柔而有节奏，以帮助减少顾客肌肉中的紧张感，降低压力等级，让顾客感到精力充沛，神清气爽。

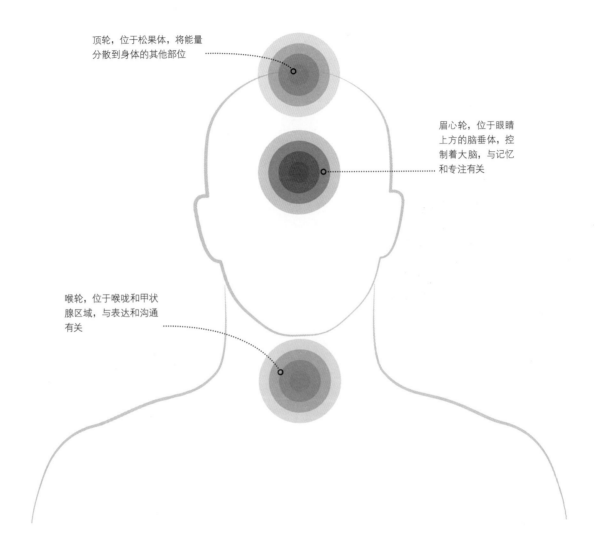

顶轮，位于松果体，将能量
分散到身体的其他部位

眉心轮，位于眼睛
上方的脑垂体，控
制着大脑，与记忆
和专注有关

喉轮，位于喉咙和甲状
腺区域，与表达和沟通
有关

▲ **脉轮**
身体有七个脉轮，分别与特定器官及
腺体相关。当脉轮平衡时，能量流
动和健康就会处于最佳状态。印度
头部按摩作用于三个上层脉轮，以增
强能量流动。

印度头部按摩

这种令人振奋的头部按摩，既能放松，又能激励，其中用到了多种缓解肌肉紧张的手法，包括摩擦、揉捏，以及按摩压痛点。整个过程不需要用按摩油，顾客可以穿着衣服。按摩从肩膀和上半身开始，释放这里的紧张感，之后再按摩颈部、头皮和面部。

使用的基本手法及其他手法：
○ 深推法，第52页
○ 按压法，第72页
○ 揉捏法，第60页
○ 激痛点疗法，第130页
○ 滑行轻抚法，第44页
○ 振动法，第68页

▌释放后背中的紧张感

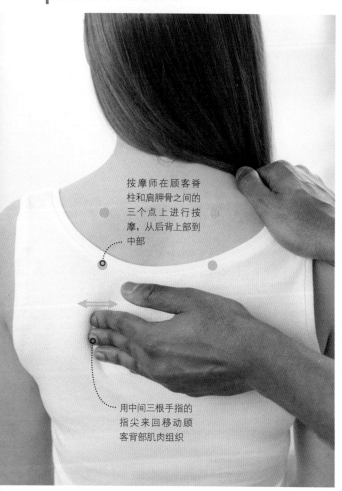

按摩师在顾客脊柱和肩胛骨之间的三个点上进行按摩，从后背上部到中部

用中间三根手指的指尖来回移动顾客背部肌肉组织

▲ 用摩擦手法释放皮肤下的表层肌肉。按摩师一只手支撑顾客一侧的肩膀，另一只手在脊柱和对侧肩胛骨之间来回移动肌肉。

▌放松斜方肌

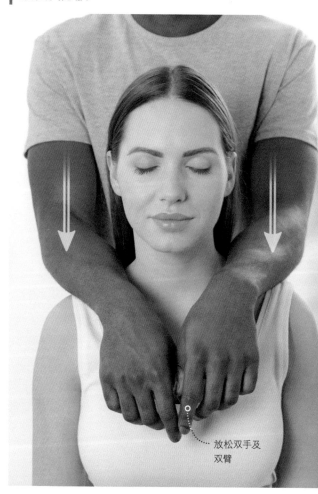

放松双手及双臂

▲ 使用前臂对顾客上斜方肌施加压力，这里通常会有紧张感。按摩师身体前倾，利用身体的重量，注意观察顾客是否舒服。

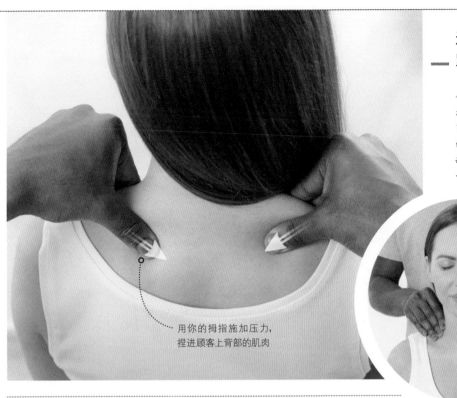

通过挤压和提拉来释放 — 紧张

◁ 将你的拇指分别放置于顾客脊柱两侧，挤压肌肉、提拉、停留，之后慢慢放开。在跨越肩膀的肌肉区域重复这些动作，遇到敏感的激痛点时，可以停留得久一点。

用你的拇指施加压力，捏进顾客上背部的肌肉

▲ 正面图示
用手指辅助提拉动作，注意，不要挤压组织。

— 轻抚手臂

◁ 将你的双手置于顾客手臂的顶端，向下划到顾客肘部上方的位置，力度适中，重复数次。顾客手臂的肌肉会随着每一次划过，变得越来越温暖和放松。

让整个手掌与顾客手臂贴合

未完待续 ▶

印度头部按摩 接上页

揉捏颈部

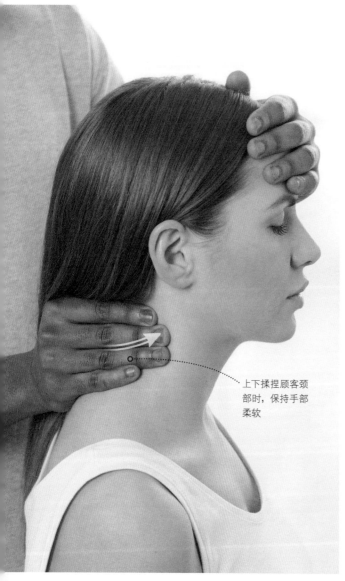

上下揉捏顾客颈部时，保持手部柔软

▲ 用你的一只手支撑顾客的前额，另一只手揉捏其颈部，揉捏时要用手指和拇指的平面部分。双手交换，按摩颈部两侧。

"雨刷器"

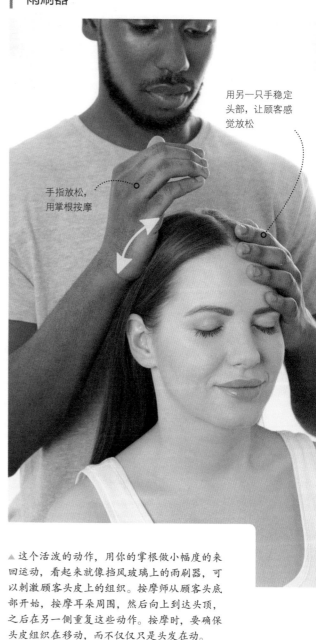

用另一只手稳定头部，让顾客感觉放松

手指放松，用掌根按摩

▲ 这个活泼的动作，用你的掌根做小幅度的来回运动，看起来就像挡风玻璃上的雨刷器，可以刺激顾客头皮上的组织。按摩师从顾客头底部开始，按摩耳朵周围，然后向上到达头顶，之后在另一侧重复这些动作。按摩时，要确保头皮组织在移动，而不仅仅只是头发在动。

挤压头部

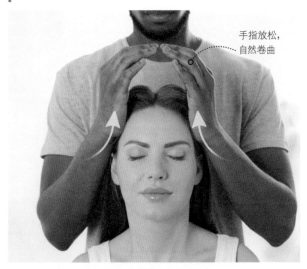

手指放松，
自然卷曲

▲ 按摩师让双手掌根置于头部两侧，轻轻地向内挤压，微微将组织提起，做短暂停留，以释放头皮中的紧张感。在头皮周围重复这个动作。

轻拽头发

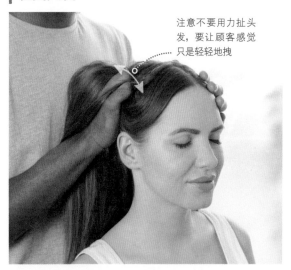

注意不要用力扯头发，要让顾客感觉只是轻轻地拽

▲ 这一深度放松的动作，可以释放头皮肌肉中的紧张感，激活组织。手指紧贴发根抓住头发，前后移动让头皮活动。在整个头部进行这一动作。

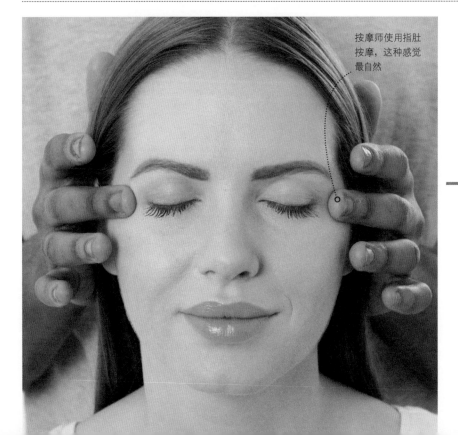

按摩师使用指肚按摩，这种感觉最自然

按摩面部压痛点

◀ 按摩面部压痛点（第171页）可以放松肌肉。按摩师从前额开始，然后来到眼睛周围（避开眼皮和眼睛）和鼻子部位，力度要轻。在每个点保持几秒钟，然后慢慢移动到下一个点，保持力度稳定。鼻窦和鼻孔两侧的点可以按压久一点，辅助轻微的摩擦，以帮助解决鼻窦问题。

专业方向
面部回春术

面部回春术起源于印度阿育吠陀医学（第138页）。这是一种大约在5000年前发展起来的古老的疗愈体系。在阿育吠陀疗法中，按摩是保持人体健康与美丽的一个重要因素。面部回春按摩只按摩面部，遵循的是阿育吠陀的原则。这种疗法，有时被称为"自然面部拉皮术"，是一种让人看起来并感觉更年轻的非侵入性疗法，使用压痛点按摩手法，改善面部皮肤和肌肉的健康，缓解情绪压力。

面部回春术是如何发挥作用的？

面部回春术包括轻柔的面部按摩和更有力的面部按摩，在完全洁净的皮肤上进行，不使用任何按摩油。在按摩过程中，通过刺激阿育吠陀的压痛点，或脉冲点，来消除面部和下颌的紧张感，使用手法来平衡通过上层脉轮的能量，即身体的能量中心（第164页）。通过作用于脉轮，有助于刺激身体自身能量的流动，在印度语中被称为prana（普拉那，意为生命气息）。在阿育吠陀中，这种能量的流动受阻会导致疼痛、疲劳和疾病的症状。

按摩师在皮肤的皱纹上重复手指动作，并采用一定手法释放面部、颈部和头皮肌肉中的紧张感，帮助抚平面部细纹，提升皮下结缔组织及皮肤的弹性。

使用轻柔的按摩手法可以帮助清除多余的淋巴液，减少面部浮肿；而更有力的动作可以自然地去除角质，让死去的细胞脱落，使皮肤恢复青春与活力。

面部回春术不仅是改善皮肤外观的一种流行疗法，还可以缓解鼻窦炎和头痛等局部问题，促进放松，解决失眠等问题，缓解压力症状。

压痛点图谱

这张面部图谱展示了在面部回春术中按摩压痛点的顺序。下面的要点提示了这几组压痛点可以分别帮助缓解的不同身体症状。▼

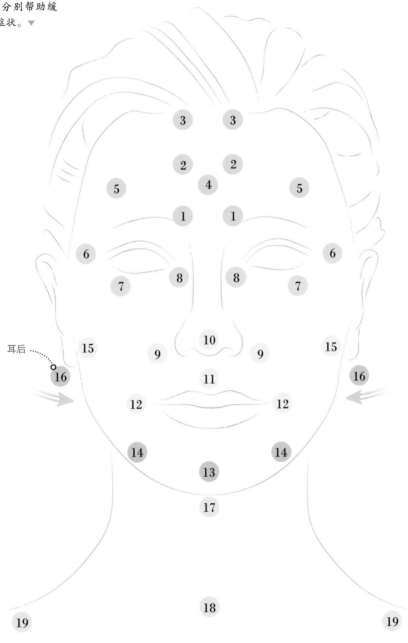

耳后

要点提示

▨ 前额压痛点：促进专注，放松肌肉，提升皮肤弹性。

▨ 眼部压痛点：缓解眼部疲劳。

▨ 鼻、口及面颊压痛点：帮助缓解鼻窦阻塞。

▨ 下颌压痛点：缓解因下颌紧张而引起的头痛，以及某些类型的耳痛。

▨ 颈部压痛点：这些穴位在骨骼区域，可以促进放松。

面部回春术

使用的基本手法：
○ 轻抚法，第40页

这种疗法利用轻抚法达到深度放松，消除下颌和面部的紧张感，清理鼻窦，促进淋巴系统的循环及运动，以分解黏稠的胶原，抚平皱纹，让皮肤恢复青春。不需用按摩油，但务必清洁皮肤。此外，采用这种按摩时，应该避免按摩部位以下肉毒毒素填充。这里介绍了一些关键的手法，需要经过充分的训练才能掌握实际操作。

▌按摩压痛点

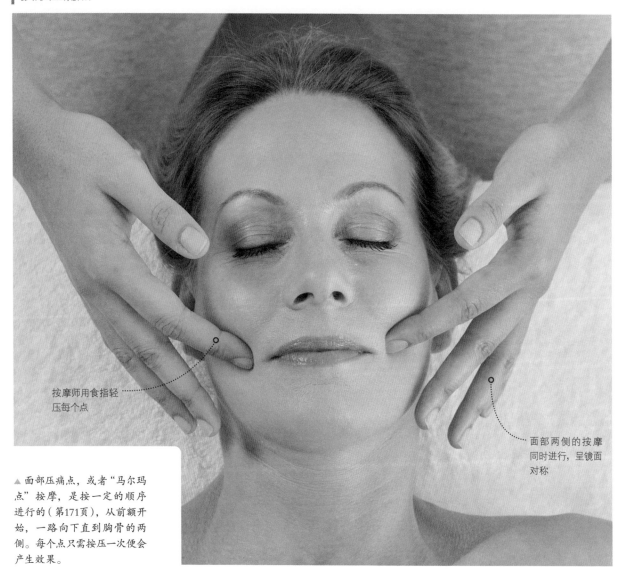

按摩师用食指轻压每个点

面部两侧的按摩同时进行，呈镜面对称

▲ 面部压痛点，或者"马尔玛点"按摩，是按一定的顺序进行的（第171页），从前额开始，一路向下直到胸骨的两侧。每个点只需按压一次便会产生效果。

▌放松面部

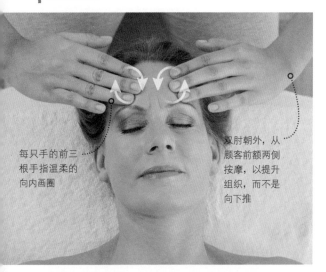

每只手的前三根手指温柔的向内画圈

双肘朝外，从顾客前额两侧按摩，以提升组织，而不是向下推

▲ 在顾客面部画圈，从上到下，释放筋膜，放松面部肌肉。这一动作不仅作用于皮肤，还作用于肌肉，并逐渐深入。

▌去死皮

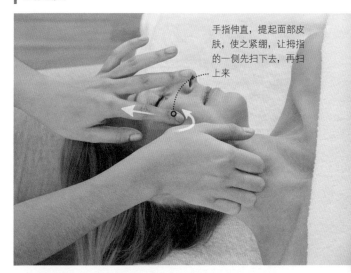

手指伸直，提起面部皮肤，使之紧绷，让拇指的一侧先扫下去，再扫上来

▲ 用一根手指将顾客面部肌肉提起，然后用拇指的一侧向下清扫组织，去除坏死的细胞，使皮肤"重新焕发光彩"。随着按摩动作的重复，皮肤会变得更加光滑。

▌抚平皱纹

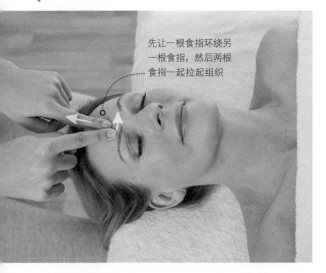

先让一根食指环绕另一根食指，然后两根食指一起拉起组织

▲ 微小而细致的动作可以瓦解面部"固定的"组织，抚平皱纹。在面部两侧，从上到下用手指敲打并提拉组织，根据皮肤的脆弱程度来调整力度。

▌提拉

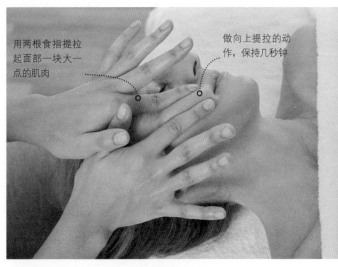

用两根食指提拉起面部一块大一点的肌肉

做向上提拉的动作，保持几秒钟

▲ 这种有力的提拉手法多会在按摩快结束时进行，这时组织已经暖化。它作用于肌肉较多的部位，以及下颌骨处（而不是前额），可以放松肌肉，让肌肉有被提拉的感觉。

量身定制的按摩

没有所谓通用型按摩疗法。每个人都有自己的特殊需求，这些需求可能每天都在变化。按摩师必备的一项技能，就是倾听和评估这些需求，然后据此为顾客量身定制一套按摩方案，可以根据全身的按摩做出调整，或者只是在较短的时间内专注于某些特定的部位。在这里，我们就如何根据评估制订一套以按摩为主的疗愈计划，给出了指导建议。我们还提供了关于特定情况下的专项护理建议——从平衡能量到提升幸福感，再到缓解一系列常见疾病的症状，最后为特定的客户群体提供私人订制的按摩服务。此外，这里还奉上了一套简短的婴儿按摩手法，供宝爸宝妈选用。

要点提示

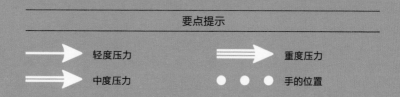

轻度压力 重度压力

中度压力 手的位置

制订按摩计划

按摩的目的是帮助身体保持最佳健康状态，如果希望效果更好，可以使用按摩油进行加持。根据个人的需求，量身定制一套清晰的按摩计划，可以让你的工作更有针对性，目标性更强。即使是那些寻求一次性按摩的人，也会从一套拥有清晰目标的按摩计划中受益。请记住，健康问题可能会随着时间的推移而演变，因此按摩计划也需要随之做出相应地调整，以满足这些不断变化的需求。

评估需求

一个寻求按摩的人，可能正处于某种特殊的健康问题之中，或者因为健康问题，正在寻求治疗的方法。选择一种解决问题的方式，与之共同探讨，确定顾客的具体需求是什么，以及治疗目的应该是什么，将会帮助你从整体层面系统地确定按摩目标。从一开始就积极地让顾客参与按摩计划，有助于形成一种互惠互利且相互信任的伙伴关系。

最初的交谈可以稍微长一点，这样你就可以问一些关于顾客整体健康状况和病史的问题，帮助你制订计划。你还应该确定当前可能存在的任何禁忌证，如是否有皮肤破损或感染（第36页），并时刻留意，有时可能需要建议顾客去看更专业的医生。制订计划的关

视觉评估
快速目测可以在一次按摩开始时，标记出需要关注的部位。▼

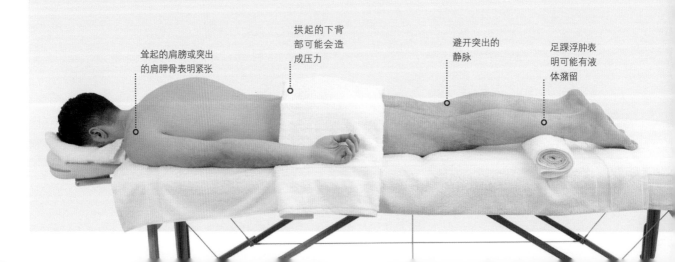

耸起的肩膀或突出的肩胛骨表明紧张

拱起的下背部可能会造成压力

避开突出的静脉

足踝浮肿表明可能有液体潴留

"一个清晰的按摩计划，将有助于你专注于按摩，让你带着目标工作，明确你的目标。"

键，是要将每个人都当作有自己特殊需求的个体来对待。以下提示可以为制订按摩计划提供指导：

• 确立本次按摩的主要原因。是为了帮助顾客放松、增加幸福感？还是有一个更具体的目标，如提升能量水平，减轻局部疼痛，或处理压力症状？

• 询问顾客存在的所有症状以及位置。例如，上背部、颈部和肩膀是否紧张或僵硬？还是症状更笼统，比如慢性疲劳那种遍布全身的感觉？

• 检查症状出现的频率，看它是急性的还是慢性的。这会影响你的按摩，你可能会发现在不同的疗程中，你需要每次都要关注顾客身体的某个特定部位。

• 检查起因。有没有那么一个特定的时间或事件，顾客会在脑海中浮现第一次出现症状时的情形？

• 讨论症状对顾客日常生活的影响。谨记，身体症状可能会对情绪产生影响，反之亦然。

• 在顾客躺在按摩床上后，对其身体进行快速

共同的目标

共同探索关注的部位，有助于让双方专注于疗愈，将按摩师和顾客的目标统一起来。

视觉评估，可以帮助你识别需要关注的部位（第176页）。

• 在按摩的过程中，你可能想要评估一下处理的效果。例如，如果顾客下背部疼痛，你可以先在这个部位进行按摩，之后再回到这个部位，看看这里的组织是否有明显的软化。你可能还需要评估炎症。要做到这一点，你需要施加足够的压力，引起轻微的不适，保持10秒钟。如果顾客不适感增强，那么在按摩中就应避开该区域。

下一步计划

在按摩前和按摩后做好笔记，这样你就有了关于已讨论过内容的记录，方便你遵循原有的按摩方式，并做出适当调整。如果你需要与专家分享信息，笔记也会很有用。在按摩结束时，可以对下一步的按摩计划给出建议。向顾客说明你每次按摩的目的，管理期望值，这样顾客就会明白你能做什么和不能做什么。

量身定制的按摩
幸福按摩疗法

日常生活使我们倍感压力，让我们不堪重负，而我们却无法后退，放松自我。或许也可以说，我们耗尽精力，失去活力。芳香按摩是一个强有力的工具，让我们能够保持稳定，重获平衡。它为我们提供了一个后退的空间，让我们可以享受按摩，并结合精油的功效，放松身心。释放肌肉中的紧张感，刺激循环系统和淋巴系统，有许多好处，可以帮助我们缓解僵硬、改善体态、排毒、集中精神，并能促进放松，所有这些都将有助于我们恢复生气与活力。

减压

所有按摩的目的都是放松组织，释放其中的紧张感。在长期压力下，肌肉会特别紧张，思维会被阻塞。一次顺畅的全身按摩，搭配特调精油，可以帮助顾客完全放松，放缓思维，平复紧张的情绪。在整个过程中，保持力度均匀，有助于让顾客平静下来。确保压力足够稳固，以便更好地释放。花更多的时间按摩后背，有助于消除这里的紧张感。安抚头部和脚部，可以让顾客达到深度放松。

使用的基本手法：
○ 扇形轻抚法，第40页
○ 圆形轻抚法，第46页
○ 拉伸及移动，第74页

▌放松后背

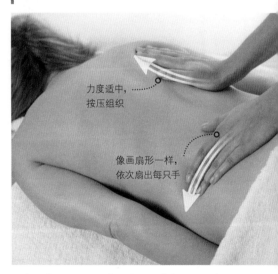

力度适中，
按压组织

像画扇形一样，
依次扇出每只手

▲ 在按摩开始时，抚摩顾客整个背部，温暖并放松组织，帮助释放筋膜中的粘连。双手交替，在后背向上画出小扇形，或画一个扇形。

画圈安抚头部

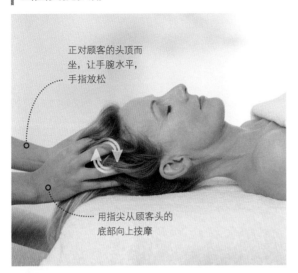

正对顾客的头顶而坐，让手腕水平，手指放松

用指尖从顾客头的底部向上按摩

▲ 在顾客翻身后，用画圈的方式按摩头皮，可以让顾客在被打扰后迅速恢复到放松状态。移动皮肤下的组织，而不仅仅是皮肤，这样才能作用于肌肉。

拉伸释放

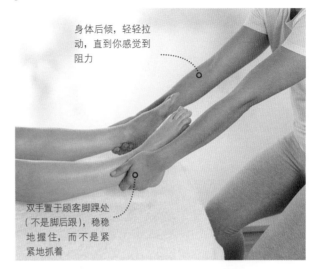

身体后倾，轻轻拉动，直到你感觉到阻力

双手置于顾客脚踝处（不是脚后跟），稳稳地握住，而不是紧紧地抓着

▲ 在按摩的最后，做一个腿部伸展，可以让顾客身体完全放松，让顾客有种从头到脚全然放松的体验。

轻拉颈部

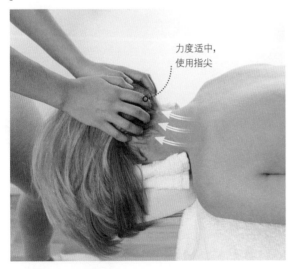

力度适中，使用指尖

▲ 为了在后背按摩结束时，让顾客后背得到深度放松，用指尖向上滑过颈部，做一个轻轻的拉伸，然后将手指弯曲到枕骨脊下，停留一会儿。

头皮自助按摩

在桌前坐下，手肘支撑在桌子上，双手托着头，指尖轻柔地按摩头皮。

精油

有助于减压的精油包括：
○ 岩兰草可以稳定情绪，有助于缓解与压力相关的症状。
○ 广藿香具有振奋和稳定的功效，有助于对抗压力带来的负面情绪。
○ 橙花具有平衡功效，可以帮助缓解焦虑。

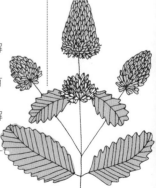

广藿香 ▶

激励按摩

　　感觉慵懒、无精打采，从消化系统问题到压力问题，可能有很多种原因。所以，尝试找出根本原因，并在需要时定制你的按摩方案，是很重要的。在按摩中，加入大量动态的压捏和抚摩动作，尤其要注意的是头部和脚部，因为那里的按摩会特别刺激。

使用的基本手法：
○ 圆形轻抚法，第46页
○ 滑行轻抚法，第44页
○ 千手轻抚法，第42页
○ 指关节揉捏法，第58页
○ 叩击法，第64页

刺激头部的按摩

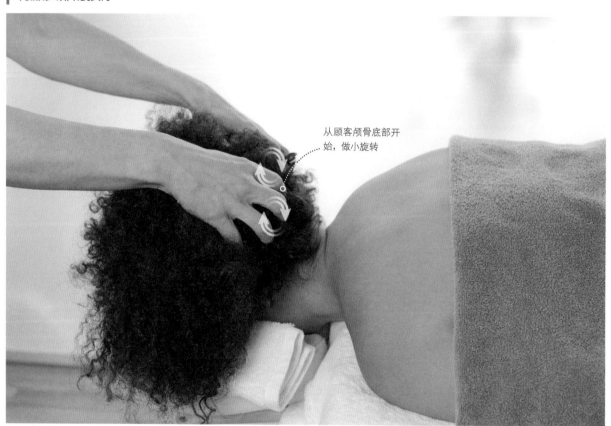

从顾客颅骨底部开始，做小旋转

▲ 按摩头部可以让人感到既放松又兴奋。在全身按摩开始时按摩头部——在按摩后背之前——尤其会让人感觉精力充沛、活力重现。用指尖在后脑勺上画圈，动作深沉而迅速——但也要注意，不要将顾客头部推进按摩床的面洞中。

精油

有助于激励的精油包括：
○佛手柑和山鸡椒，可以振奋精神，提升幸福感。
○黑胡椒可以促进循环。

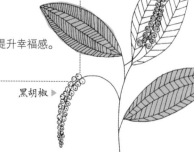

黑胡椒 ▶

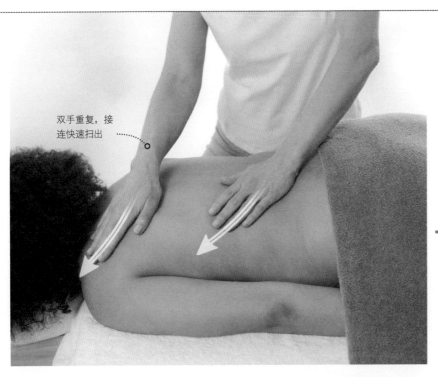

双手重复，接连快速扫出

滑行轻抚

◀ 在按摩开始的时候，用千手轻抚法长扫划过，可以促进顾客血液流动，排出废物，恢复活力，净化身体。先按摩后背的一侧，然后在另一侧重复动作。每一侧多做几次，直到肌肉温暖，得到放松。

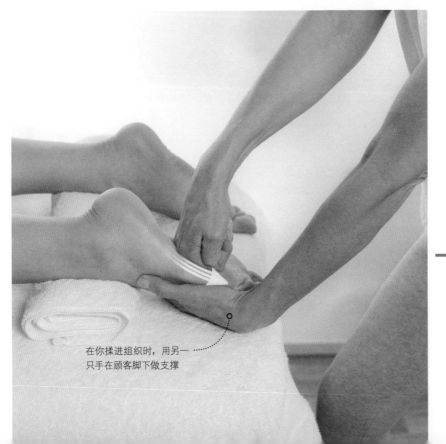

在你揉进组织时，用另一只手在顾客脚下做支撑

脚部深层组织按摩

◀ 如果顾客愿意接受脚部按摩，对整个身体的激励与恢复尤其有效。用指关节在肌肉部位揉捏可以唤醒组织，深入时可以刺激循环。之后，再在脚掌做一些叩击的动作。

量身定制的按摩
针对常见问题的按摩

按摩可以帮助缓解一系列常见疾病的症状。与必要时使用的辅助医疗措施、改善生活方式一样，按摩身体可以产生深远的影响。促进血液流动和暖化组织的手法，可以帮助改善循环问题。它们还能分解组织中的粘连，从而缓解僵硬，改善活动范围；让人稳定，恢复活力，提升幸福感，改善心理健康。接下来的几页会向你介绍如何集中注意力，将一些手法融入按摩过程中以减轻症状。一般使用的是基本手法，有时也会结合各种的专业手法，如激痛点疗法、运动阻力法等，这些可能需要一定培训的手法。

关节炎

在给关节炎患者按摩的时候，要考虑到他们的舒适度，他们的活动能力是否受到限制，以及他们是否有疼痛感。也要检查炎症，按摩时避开有急性突发炎症和/或疼痛的部位。动作要轻柔，避免伤害敏感组织。下面的手法主要针对膝盖和手部，这些部位通常会受到关节炎的影响。

使用的基本手法：
○ 揉捏法，第60页
○ 滑行轻抚法，第44页
○ 圆形轻抚法，第46页
○ 拉伸及移动，第74页
○ 旋转法，第76页

精油
对关节炎有用的精油：
○迷迭香、赤松和黑胡椒，都有温暖和止痛的作用。

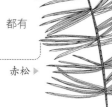

赤松 ▶

揉捏膝盖

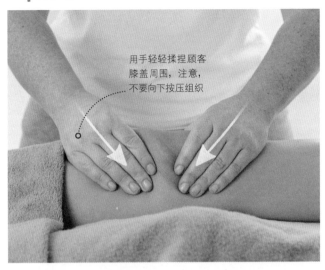

用手轻轻揉捏顾客膝盖周围，注意，不要向下按压组织

▲ 轻柔地揉捏顾客膝盖周围的肌肉区域，有助于调动组织，改善循环和淋巴排毒，帮助减少炎症。在你集中按摩膝盖区域之前，先上下抚摩整条腿。

按摩膝盖下方

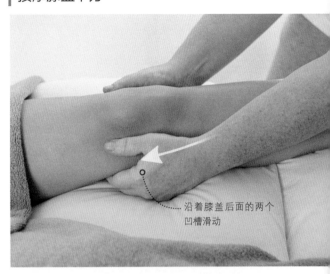

沿着膝盖后面的两个凹槽滑动

▲ 按摩膝盖下方时，让顾客面朝上仰卧，这样可以在不按压膝盖的情况下放松组织，避免对膝盖顶部产生压力。双手呈勺形沿膝盖滑动，放松组织，注意不要压迫膝盖后部。

拇指画圈

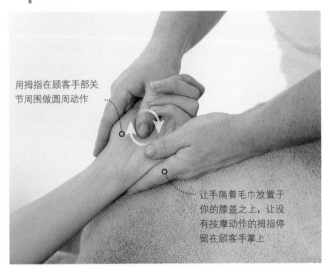

用拇指在顾客手部关节周围做圆周动作

让手隔着毛巾放置于你的膝盖之上，让没有按摩动作的拇指停留在顾客手掌上

▲ 手是关节炎常发生的部位。用拇指按摩关节，放松组织，缓解僵硬。保持力度轻柔，注意关注顾客的舒适度，如果需要的话可以再轻点。如果拇指特别僵硬，可以在拇指关节的底部多花些时间。

旋转手腕

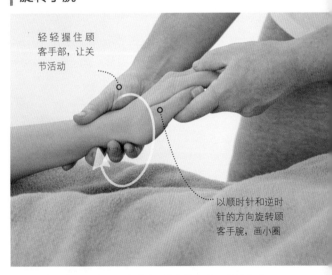

轻轻握住顾客手部，让关节活动

以顺时针和逆时针的方向旋转顾客手腕，画小圈

▲ 旋转手腕有助于放松这个关节，释放紧张感，缓解由手部关节的关节炎引起的僵硬。做这种被动的运动时一定要轻柔，要感受顾客关节的活动范围。

背痛

当评估背痛时，可以让顾客感受一下疼痛的位置在哪里；怎样做会感觉好一点，或者感觉更难受；是否有哪个部位的活动范围受限了；是否有牵涉性疼痛，比如疼痛沿着腿向下延伸。先通过抚摩和揉捏来温暖组织，然后进行深层组织按摩和激痛点按摩来释放紧张感，定位疼痛产生的具体点。

使用的基本手法及其他手法：
○ 深推法，第52页
○ 按压法，第72页
○ 激痛点疗法，第130页
○ 滑行轻抚法，第44页

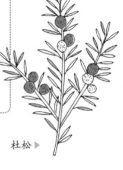

精油

对后背疼痛有用的精油：
○ 马郁兰，对肌肉酸痛有止痛作用。
○ 杜松，一种温性利尿剂，有助于减轻任何形式的组织肿胀。
○ 黑胡椒，一种红皮剂和止痛精油，可以改善局部循环。

杜松 ▶

▌下背部的深层按摩

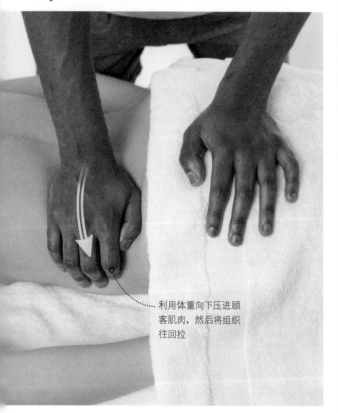

利用体重向下压进顾客肌肉，然后将组织往回拉

▲ 下背部——沿腰方肌向下——是疼痛的常见部位。在力度较轻的抚摩之后，使用这种深层按摩可以帮助肌肉放松，为深层的激痛点按摩做好准备。

▌下背部激痛点按摩

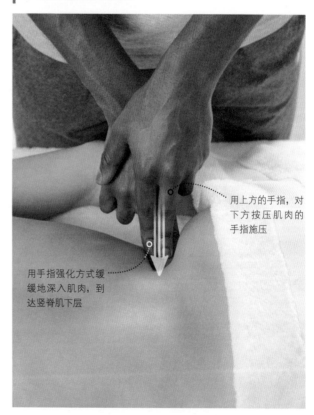

用上方的手指，对下方按压肌肉的手指施压

用手指强化方式缓缓地深入肌肉，到达竖脊肌下层

▲ 腰方肌可以将疼痛传导至后背和臀部的其他部位。在腰方肌温暖之后施行按摩，确定可能的激痛点。在疼痛的位置按压久一点，直到组织释放。

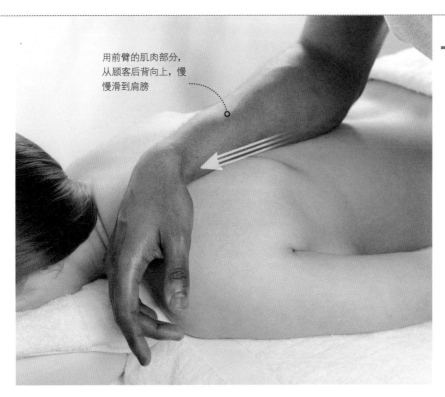

用前臂的肌肉部分，从顾客后背向上，慢慢滑到肩膀

前臂深压

◀ 利用你自身的体重，使用前臂在顾客肩胛骨和脊柱之间施加压力，弓步姿势，向上推动手臂。这种深层组织按摩，可以减轻顾客上背部及其他部位的疼痛，例如由上背部紧张导致的下背部疼痛。

按摩后背竖脊肌

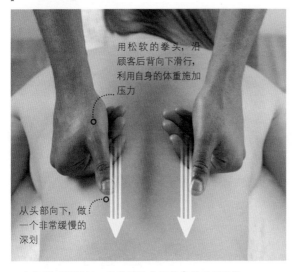

用松软的拳头，沿顾客后背向下滑行，利用自身的体重施加压力

从头部向下，做一个非常缓慢的深划

▲ 在轻划后做深划，温暖并拉伸顾客脊柱两侧的竖脊肌。沿后背向下划过整个背部，可以解决不同部位的问题。

释放腘绳肌

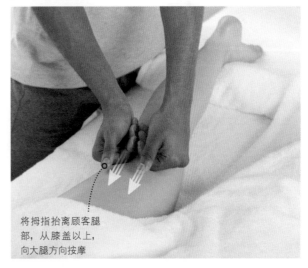

将拇指抬离顾客腿部，从膝盖以上，向大腿方向按摩

▲ 紧绷的腘绳肌会压迫骨盆，导致下背部疼痛。在暖化抚摩后，利用体重做深压，拉伸并温暖肌肉。在这里也可以用前臂。一般来讲，先按摩后背，再按摩腘绳肌。

颈部紧张

颈部会经常因为紧张而变得僵硬，而且表现形式多种多样，例如引起头痛，或者让活动受限。评估顾客受影响的情况，这样你就可以定制按摩方案。抚摩、拉伸以及激痛点按摩都是有帮助的。按摩颈部时要始终保持谨慎，让动作缓慢而流畅。

使用的基本手法及其他手法：
○ 滑行轻抚法，第44页
○ 拉伸及移动，第74页
○ 激痛点疗法，第130页
○ 指关节揉捏法，第58页

颈部轻抚

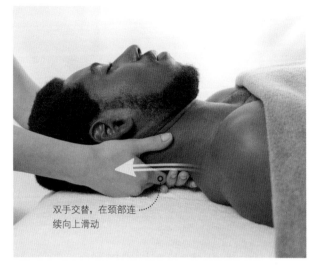

双手交替，在颈部连续向上滑动

▲ 坐在顾客头部后方，用双手向上划过颈部后侧。保持双手放松，平稳地抬起组织，不要挤压肌肉。在开始深层组织按摩前，用这种舒缓抚摩让肌肉放松。

自助按摩拉伸

坐在你的一只手上，让你的肩膀固定。另一只手绕过颈后来到被坐手的同一侧，轻轻地拉伸颈部，让它远离肩膀。

颈部拉伸 ——

这种被动拉伸，有助于释放上斜 ▶ 方肌中的紧张感。微微转动顾客头部，然后将另一只手置于肩膀。让顾客先吸气，然后呼气，同时慢慢推动肩膀。在阻力点处停止，保持约30秒，然后在另一侧重复。

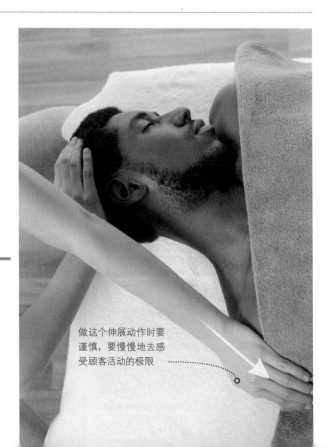

做这个伸展动作时要谨慎，要慢慢地去感受顾客活动的极限

▎激痛点：颈侧

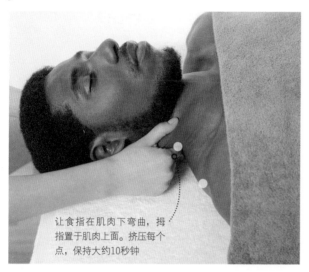

让食指在肌肉下弯曲，拇指置于肌肉上面。挤压每个点，保持大约10秒钟

▲ 使用激痛点疗法，沿颈部向下按摩胸锁乳突肌，可以确定头痛的来源。沿颈部向下按摩时，在激痛点位置多按压一会，直到紧张感得到释放。

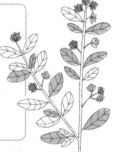

精油

对肌肉紧张有用的精油：
○ 真实薰衣草和甜马郁兰，具有镇痛作用，可以缓解肌肉疼痛。
○ 罗马洋甘菊，具有温和抗炎的作用。

甜马郁兰 ▶

▎上斜方肌按摩

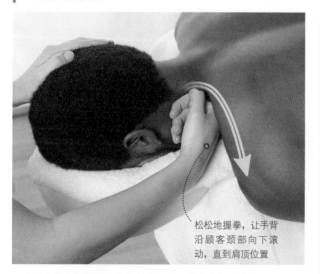

松松地握拳，让手背沿顾客颈部向下滚动，直到肩顶位置

▲ 按摩上斜方肌周围及其他颈部肌肉，释放长期的紧张感。在进行激痛点疗法和深层组织按摩前，先用这种强力的基础划动来温暖组织。

▎激痛点：上颈部

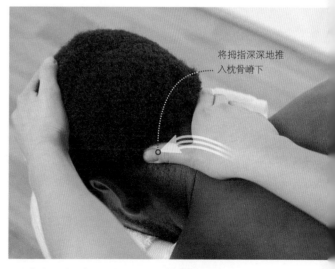

将拇指深深地推入枕骨峭下

▲ 颈部上方的肌肉——枕下肌——中的紧张感可以将疼痛传导到头部。用拇指按入这个区域，在移动中感受激痛点。

不宁腿综合征

这种症状被描述为，感觉到腿上有一种麻麻的刺痛和小虫子蠕动的感觉，让腿部很难保持静止。这可能是轻微的感觉，也可能是剧烈的，但是在晚上更严重，会影响睡眠。目前原因未知，但在怀孕期间会更常见，而且与缺乏矿物质以及血液循环不良有关。定期按摩，结合腿部拉伸以及压捏刺激，有助于改善症状。

使用的基本手法及其他手法：
○ 拉伸及移动，第74页
○ 运动按摩，第126页
○ 扭转法，第56页

▍拉伸小腿

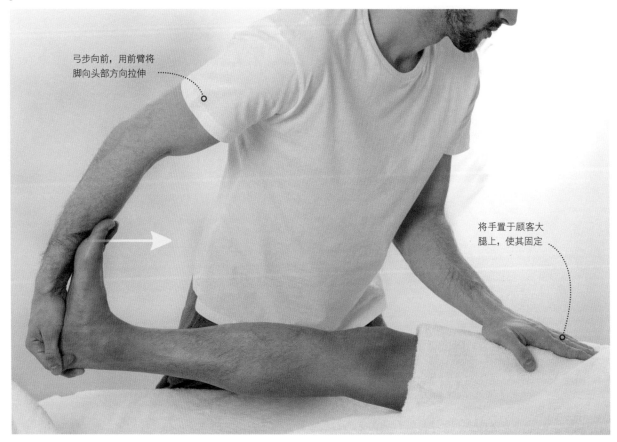

弓步向前，用前臂将
脚向头部方向拉伸

将手置于顾客大
腿上，使其固定

▲ 拉伸顾客小腿肌肉，有助于放松组织，释放肌肉中的紧张感，进而改善循环系统和淋巴系统，帮助清除毒素和废物，缓解症状。顾客保持双腿伸直，与你回折其脚部的压力形成对抗。

精油

对不宁腿综合征有用的精油:

○ 岩兰草,具有镇静的特性,有助于放松。

○ 甜马郁兰,可以刺激循环。

○ 真实薰衣草,具有深度安抚的作用,可以促进放松。

真实薰衣草 ▶

扭转大腿

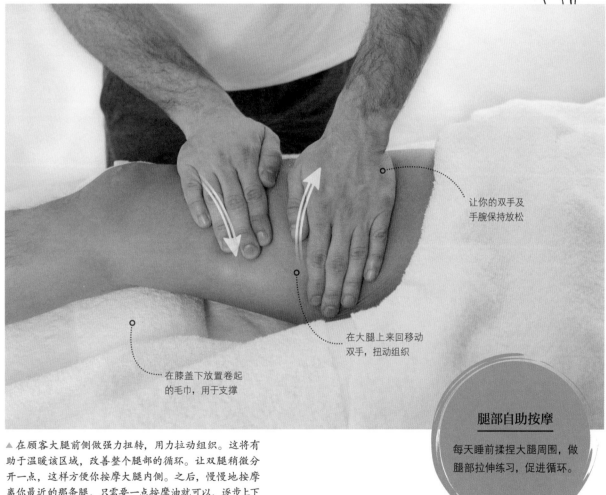

让你的双手及手腕保持放松

在大腿上来回移动双手,扭动组织

在膝盖下放置卷起的毛巾,用于支撑

▲ 在顾客大腿前侧做强力扭转,用力拉动组织。这将有助于温暖该区域,改善整个腿部的循环。让双腿稍微分开一点,这样方便你按摩大腿内侧。之后,慢慢地按摩离你最近的那条腿,只需要一点按摩油就可以,逐步上下移动股四头肌。

腿部自助按摩

每天睡前揉捏大腿周围,做腿部拉伸练习,促进循环。

痉挛

　　导致痉挛——肌肉突然产生的一种疼痛的收缩，通常发生在腿部或脚部——的原因有好几个，包括肌肉拉伤、脱水、年龄增长或矿物质缺乏。男性由于肌肉量更多，往往更容易发生痉挛。做一个全身按摩，在紧绷的腿部肌肉上多花点时间以释放紧张感，是很好的预防措施。从大腿开始按摩，刺激淋巴液流入腹股沟，之后再按摩小腿。

使用的基本手法：
○ 滑行轻抚法，第44页
○ 深推法，第52页
○ 揉捏法，第60页
○ 静态按压法，第72页
○ 指关节揉捏法，第58页

脚部及腿部自助按摩

当痉挛发生时，用拇指拉伸并揉捏脚底的组织，或者双手揉捏小腿。

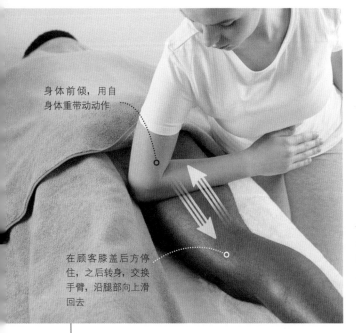

身体前倾，用自身体重带动动作

在顾客膝盖后方停住，之后转身，交换手臂，沿腿部向上滑回去

① 用前臂在顾客大腿后部深深滑过，释放紧绷肌肉中的紧张感。先用力度较轻的抚摩和压捏温暖这个部位，之后在大腿做上下按摩。

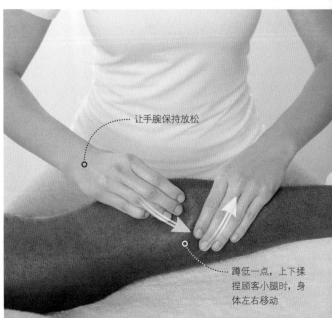

让手腕保持放松

蹲低一点，上下揉捏顾客小腿时，身体左右移动

② 先在顾客小腿上做一些抚摩，让组织放松，再做上下揉捏。感知痛点，在这些痛点上多花一些时间。也可以用前臂做深滑，但方向只能向上。

精油

对痉挛有用的精油：
○ 甜马郁兰，有暖化作用，可以调节循环。
○ 胡椒薄荷和沉香醇百里香，促进循环。

甜马郁兰 ▶

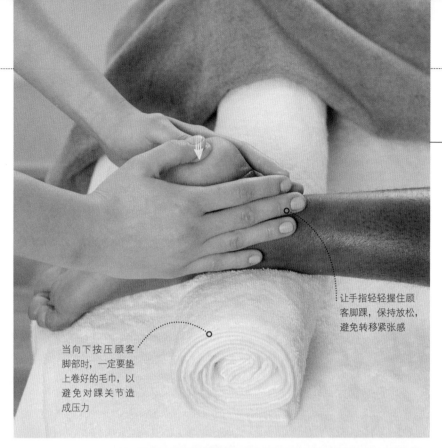

③

脚跟会因为常常撞击地面而遭受压力，常处于紧张状态，进而导致抽筋。用拇指强化手法深压脚跟，有助于分解组织中的粘连。检查顾客是否适应力度，可以根据需要让力度再重一点，或者轻一点。

让手指轻轻握住顾客脚踝，保持放松，避免转移紧张感

当向下按压顾客脚部时，一定要垫上卷好的毛巾，以避免对踝关节造成压力

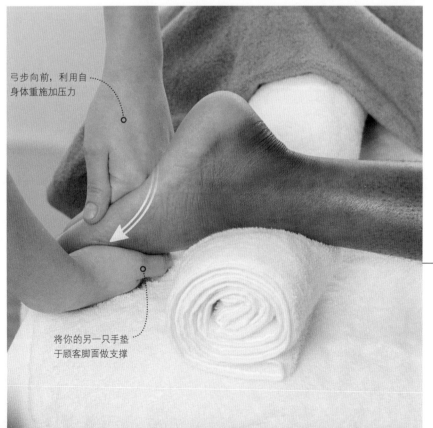

④

弓步向前，利用自身体重施加压力

用指关节揉捏顾客脚底，从脚跟底部开始，一路向下到脚趾。向下按摩脚底时只用这种方法，不要用指关节直接按压脚跟，那样会感觉不舒服。

将你的另一只手垫于顾客脚面做支撑

膝盖痛

膝盖是一个复杂的结构，这里的韧带和肌腱与腿部的骨骼和肌肉连接在一起。这些结构中，一个或多个受损都会引起疼痛。发生急性疼痛时，应避免按摩。对于慢性疼痛，关键是查清原因。用精油抚摩和压捏，可以改善膝盖健康。这里的拉伸手法涉及更为高级的对抗手法，作用于膝盖以上的腿部肌肉，因为那里紧张会影响膝盖。

使用的基本手法及其他手法：
○ 深推法，第52页
○ 运动按摩，第126页

拉伸股四头肌 —

股四头肌中的紧张感会向下辐 ▶ 射到膝盖，所以如果股四头肌很紧绷的话，拉伸股四头肌使其放松，可以帮助减轻膝盖疼痛。用你的身体作为支撑，帮助拉伸顾客肌肉纤维。抬起大腿，让腿部弯曲，当顾客用力回推对抗时，感受那个阻力点，然后让拉伸再多一点，之后再放松。

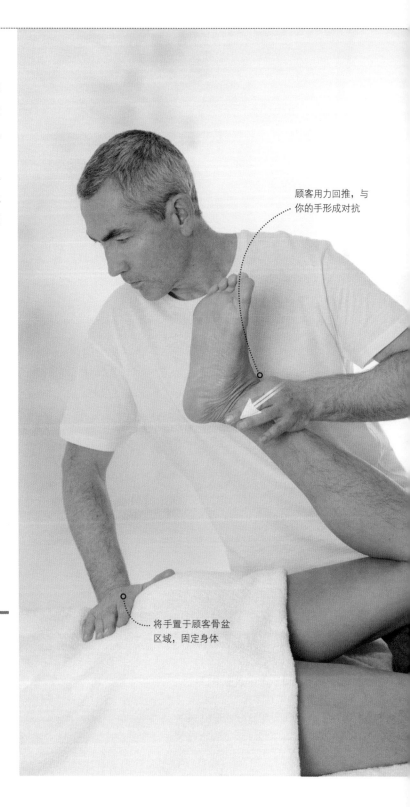

顾客用力回推，与你的手形成对抗

将手置于顾客骨盆区域，固定身体

拉伸腘绳肌

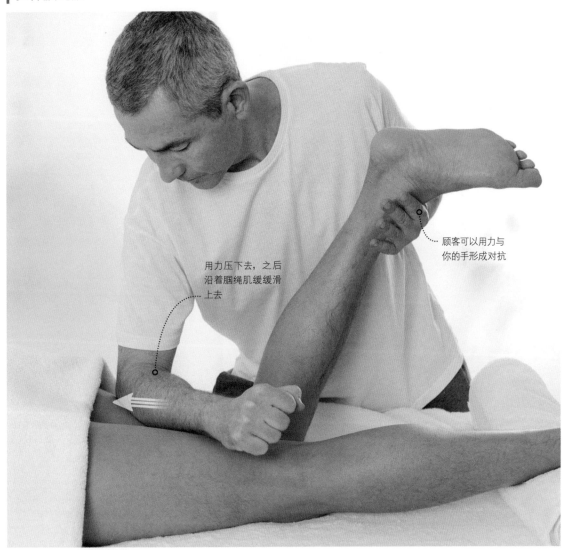

用力压下去，之后沿着腘绳肌缓缓滑上去

顾客可以用力与你的手形成对抗

▲ 按摩腘绳肌有助于放松进入膝盖后面的肌肉纤维。可以用你的前臂深入这里的组织中进行按摩，用你的另一只手上下活动小腿。顾客可以对抗你手上的动作，帮助调整肌肉中的不平衡。

精油

对膝盖痛有用的精油：

○ 胡椒薄荷，可以促进循环，有止痛的作用。

○ 姜和黑胡椒，可以温暖组织，改善循环，帮助缓解局部疼痛。

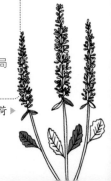

胡椒薄荷▶

拉伤和扭伤

拉伤是指肌肉或肌腱的撕裂；扭伤是指韧带撕裂，通常更为严重。这两种情况都应该立即采用RICE程序进行处理［休息（Rest）、冰敷（Ice）、压迫（Compression），以及抬高（Elevation）］。大多数的按摩都要避免在扭伤的急性期进行，因为这样可能会进一步伤害组织，但是在远离该部位的区域按摩，可以促进淋巴流动。其他有助于分解粘连、促进愈合的手法，可以过几周再做。

使用的基本手法及其他手法：
○ 滑行轻抚法，第44页
○ 圆形轻抚法，第46页
○ 运动按摩，第126页
○ 振动法，第68页

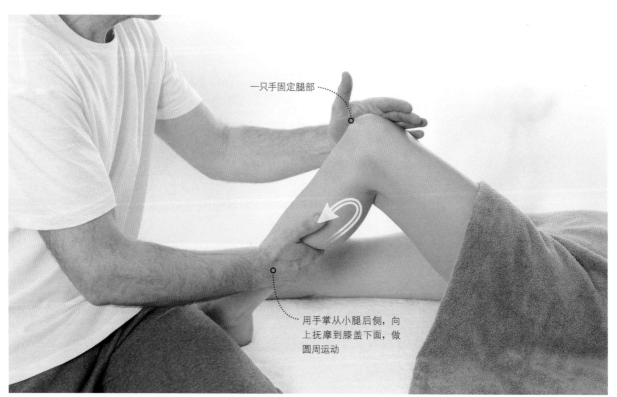

一只手固定腿部

用手掌从小腿后侧，向上抚摩到膝盖下面，做圆周运动

▌消炎

▲ 在拉伤或扭伤后的几天内，可以在远离受伤位置的区域做轻轻地抚摩，将液体排入膝关节后方的淋巴结并进入淋巴系统，以减轻肿胀。将腿部抬起，以便按摩小腿下面的肌肉，同时也让顾客在仰卧时避免压迫到受伤部位。

精油

对拉伤和扭伤有用的精油：
○ 罗马洋甘菊，具有抗炎的特性，在受伤的急性期非常有用。
○ 胡椒薄荷，具有止痛和清凉的作用。
○ 真实薰衣草，具有安抚和止痛的作用。

罗马洋甘菊 ▶

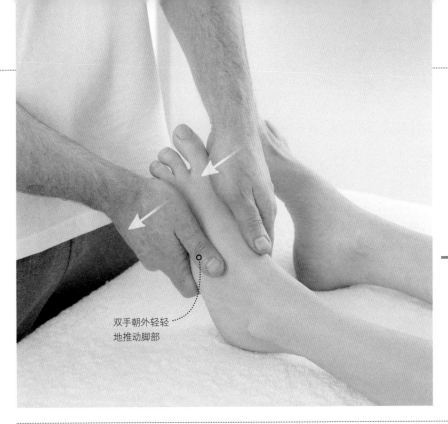

双手朝外轻轻
地推动脚部

— 对抗手法

◁ 在愈合过程中,如果没有肿胀,可以使用对抗手法帮助强化韧带,恢复活动能力。当你固定顾客脚部,将其向外活动时,顾客做对抗动作,将脚朝着另一只脚的方向推。这个动作可以重复做,鼓励顾客尽量做最大力度的反抗。

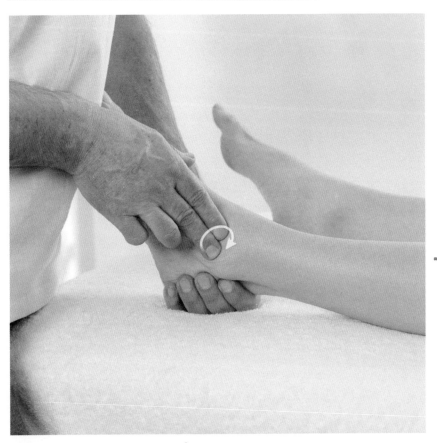

— 在踝骨周围画圈

◁ 轻柔地跨越肌腱做摩擦动作,有助于在受伤后分解粘连,促进愈合。一般在几周后,所有的肿胀都消退后开始做。在踝骨周围画小的圆圈,轻轻地振动组织,做很轻的按压动作,因为这里几乎没有皮下组织。

五十肩

　　五十肩是一种慢性疾病，是由于肩关节周围的结缔组织变紧而导致肩关节疼痛和僵硬，进而让活动范围受限。疾病成因尚不清楚，但有可能是由于受伤或手术等因素，致使手臂在一段时间内无法活动引起的。在按摩中结合对抗手法，可以帮助测试顾客活动的范围，使用激痛点按摩可以探测疼痛的来源。

使用的手法：
○ 运动按摩，第126页
○ 激痛点疗法，第130页

检测活动的范围

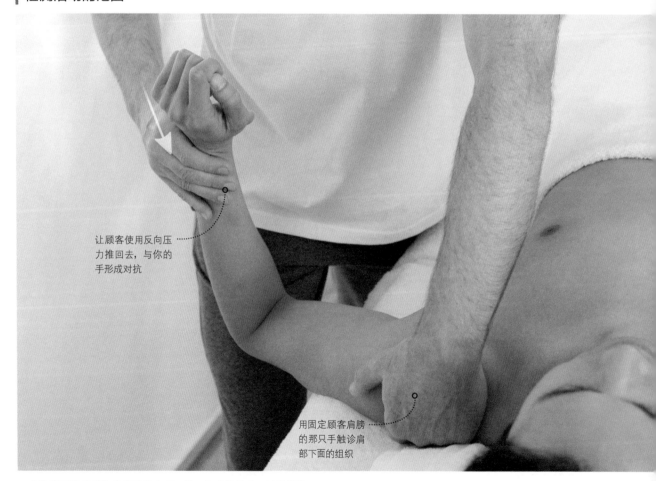

让顾客使用反向压力推回去，与你的手形成对抗

用固定顾客肩膀的那只手触诊肩部下面的组织

▲ 在按摩顾客手臂和肩膀区域之前，做一些对抗活动，测试纤维的限制，并小心地扩大活动的范围。握住顾客手臂，将它拉向你，然后让顾客把它推回去。放松，将顾客的手臂放回，稍微超过它的阻力点，测试它的活动范围。

精油

对五十肩有用的精油：

○ 姜，温暖组织，促进循环。

○ 杜松，帮助缓解肌肉疼痛。

○ 黑胡椒，是一种红皮剂，具有止痛的特性，可以促进循环。

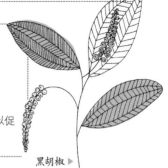

黑胡椒 ▶

激痛点及对抗手法

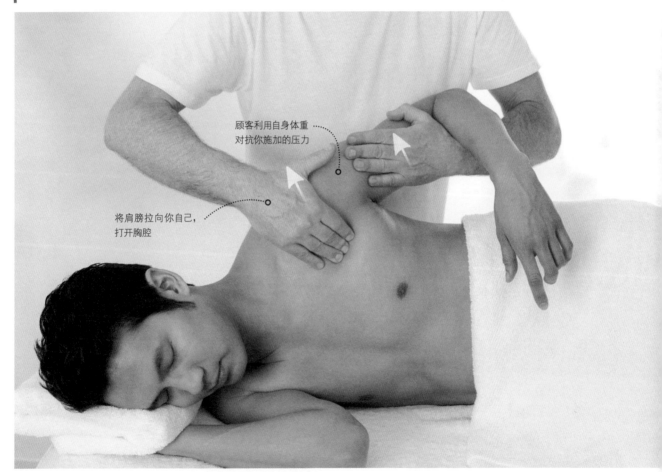

顾客利用自身体重对抗你施加的压力

将肩膀拉向你自己，打开胸腔

▲ 让顾客侧卧，用手指触摸其肩膀上的回旋肌的中部。深深按压，找到可能将疼痛传导至其他地方的敏感激痛点，按压久一点。与此同时，将顾客肩膀朝你的方向拉，让顾客做对抗动作，帮助释放压力。

网球肘

　　网球肘是由重复运动引起的，对肘关节附近的下臂肌肉过度使用，会引起肘关节周围疼痛。这种疼痛有时与运动有关。先在整条手臂做深推按摩，向上直到颈部，温暖组织，之后再专注于肘部附近的前臂肌肉。在这里，激痛点疗法可以帮助定位疼痛的来源，对抗手法可以测试活动能力。

使用的基本手法及其他手法：
○ 滑行轻抚法，第44页
○ 激痛点疗法，第130页
○ 运动按摩，第126页
○ 深层组织按摩，第114页

▌激痛点和对抗手法

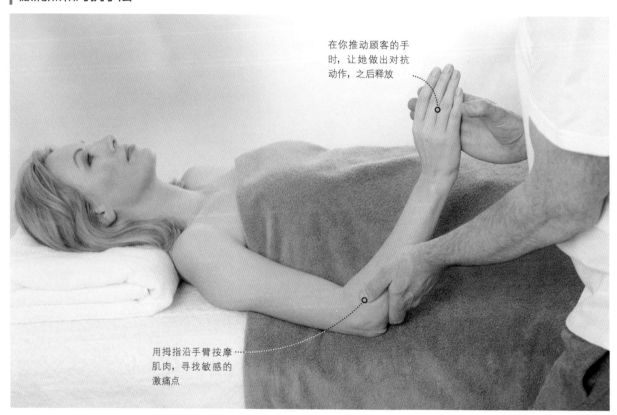

在你推动顾客的手时，让她做出对抗动作，之后释放

用拇指沿手臂按摩肌肉，寻找敏感的激痛点

▲ 激痛点疗法结合对抗手法，可以定位疼痛的来源，同时测试并改善肘部的活动范围。按压激痛点时，顾客抬起的手臂可以做对抗压力的动作，以帮助均衡肌肉群的不平衡，扩大活动范围。

精油

对网球肘有用的精油：
○迷迭香，刺激循环。
○沉香醇百里香，具有温暖的特性。
○杜松，改善循环，促进淋巴流动。

沉香醇百里香 ▶

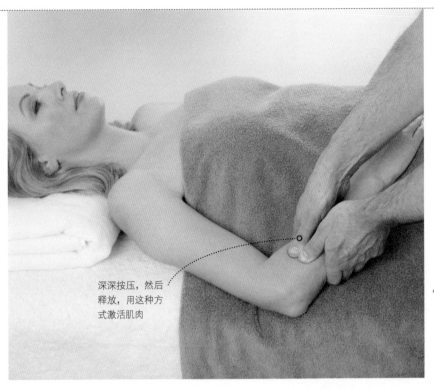

深深按压，然后释放，用这种方式激活肌肉

深层组织按摩

◀ 让你的拇指深深压入顾客前臂的组织中，激活这里的伸肌，在肘部前停止。这种方法有助于打破组织的粘连，改善局部循环。

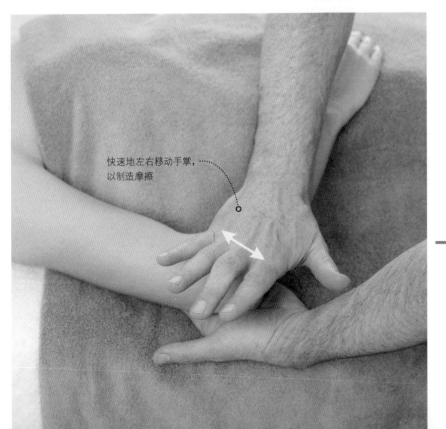

快速地左右移动手掌，以制造摩擦

肘部自助按摩

用拇指在肘部快速摩擦，上下移动，消除组织中的黏着和粘连。

摩擦

◀ 肘部的损伤——以及过度使用——会造成组织粘连，从而导致乳酸和废物堆积，引起肌肉僵硬。通过搓肌肉纤维的动作制造摩擦，有助于分离黏在一起的纤维，改善活动能力。

重复性劳损（RSI）

重复性劳损（RSI），包括腕管综合征和肌腱炎，通常会在长时间重复同一个动作时产生，比如在电脑前工作。在受影响的部位，肌肉会产生紧绷，这种情况最常出现在上肢。这就让血液循环受到了限制，从而导致刺痛、麻木及疼痛的产生。按摩有助于刺激血液循环，分解组织中的粘连。将下列手法融入你的按摩中，有助于拉伸组织，改善活动。

使用的基本手法：
○ 滑行轻抚法，第44页
○ 揉捏法，第60页
○ 圆形轻抚法，第46页
○ 振动法，第68页

温暖组织

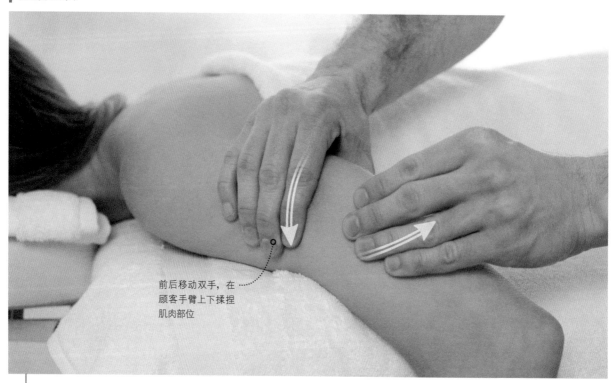

前后移动双手，在顾客手臂上下揉捏肌肉部位

1 首先抚摩顾客整条手臂，从手到手臂顶部，再到肩膀周围，温暖组织。接着，用激励的压捏手法揉捏上臂肌肉区域，帮助改善这里的循环，排出毒素，从而促进整条手臂的循环。

精油

对重复性劳损（RSI）有用的精油：
○ 罗马洋甘菊，具有消炎的作用，对受损组织非常有益。
○ 胡椒薄荷和真实薰衣草，具有温和止痛的特性，有助于缓解疼痛。

罗马洋甘菊 ▶

滑行和拉伸动作

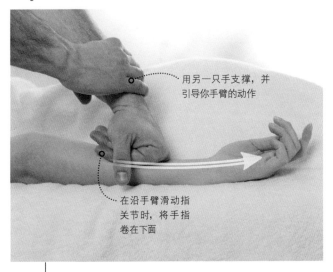

用另一只手支撑，并引导你手臂的动作

在沿手臂滑动指关节时，将手指卷在下面

2 松松握拳，让柔软的拳头深入组织滑动，从肩膀到肘部，然后再从肘部往下。将你的拳头直接滑入顾客掌心，拉伸组织。

释放肘部的紧张感

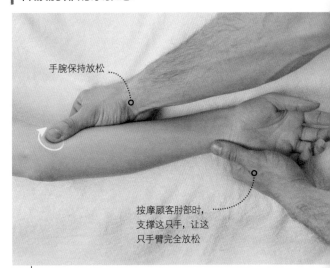

手腕保持放松

按摩顾客肘部时，支撑这只手，让这只手臂完全放松

3 用你的拇指在肘关节周围画圈，可以帮助分解这里组织中的粘连，减少炎症。注意，不要在肘关节上画圈。

腕骨

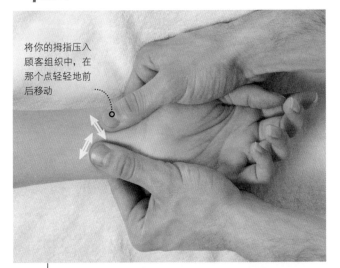

将你的拇指压入顾客组织中，在那个点轻轻地前后移动

4 手腕是发生重复性劳损（RSI）的一个常见的部位，因为在这里，组织被压缩在一个小小空间里。用你的拇指制造一些小振动，来分解组织中的黏着点。

拉伸手掌

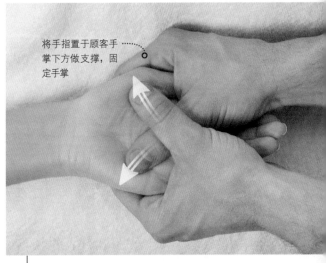

将手指置于顾客手掌下方做支撑，固定手掌

5 拉伸手掌，有助于缓解这里的紧张感，改善活动能力。用拇指在手掌上滑动，强力按压，让手掌打开。

头痛和偏头痛

由姿势、伏案工作及压力等因素，导致的背部、肩膀、颈部和手臂紧张，都会引起头痛。引起偏头痛的原因有时候并不清晰，但却很容易让人受到影响。将头部按摩融入你的按摩中，与背部和肩膀的抚摩及深层组织按摩一起，给全身来个放松。注意，在偏头痛的急性期避免按摩。

使用的手法：
○ 循环按压法，第72页

▎旋转头皮

头部舒压自助按摩

坐姿，让双肘支在桌子上。将掌根罩在眼睛上，用指尖在头皮上做小旋转。

轻轻地按摩头皮，注意只是移动皮肤，不要深入组织

手腕放低或下垂，以消除手指的紧张感

▲ 以舒缓的头皮按摩开始头部的按摩，是一个很好的开启方法，可以让你在专注于特定区域之前，使你的触摸与顾客身体的这个部位建立起连接。这种常规动作对所有类型的头痛都有好处。将手指分开，轻轻地放在头部，之后在原地做小旋转，轻柔地挤压组织。

精油

对缓解头痛有用的精油：
○ 真实薰衣草，具有止痛的作用。
○ 胡椒薄荷，很清爽，是公认的对紧张性头痛有效的精油。
○ 乳香，是一款深度镇静的精油，有助于缓解引起头痛的压力。

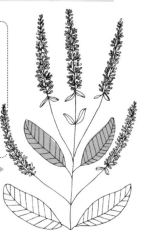

胡椒薄荷 ▶

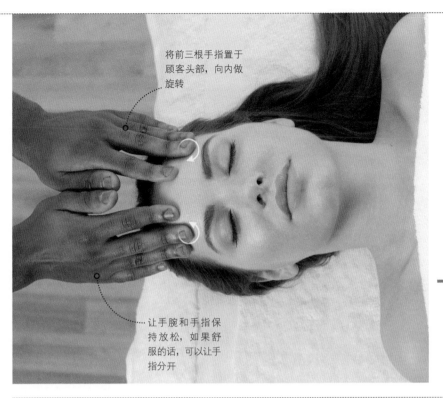

将前三根手指置于顾客头部，向内做旋转

让手腕和手指保持放松，如果舒服的话，可以让手指分开

安抚前额

◀ 将手指置于顾客前额，在原地轻轻旋转，微微施压，可以帮助释放局部及全身的紧张感。在前额两侧做对称动作，即使疼痛或紧张感可能主要集中在某一侧。

在太阳穴做旋转

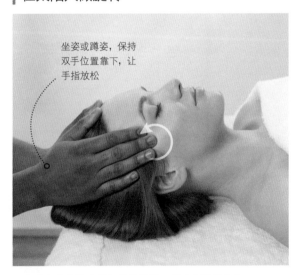

坐姿或蹲姿，保持双手位置靠下，让手指放松

▲ 在这个区域做非常轻柔的按摩，有助于缓解太阳穴的疼痛。将你的前三根手指分别放置于顾客两侧太阳穴，做小旋转，将组织朝着你的方向抬起。

颅骨抱持

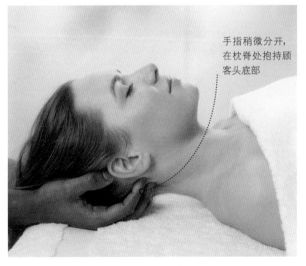

手指稍微分开，在枕脊处抱持顾客头底部

▲ 这种抱持的动作，通常是在头部按摩的结束时进行。用这种方式握住头部，让它沉到你弯曲的手指中，这样你就可以完全承受顾客头部的重量，让按摩深入组织中，以缓解紧张感。

鼻窦炎

　　鼻窦是位于颧骨和前额后面的小洞。它们通过微小的通道将黏液排入鼻腔，但如果这些通道产生炎症（通常是由病毒感染引起的），就会关闭，导致黏液堆积，引起痛苦。轻轻按压，或者在组织允许的情况下按压稍微重一点，以及清扫的动作，都有助于黏液从鼻窦排出，让疼痛得到缓解。如果正在发烧，要避免按摩。

使用的基本手法:
○ 静态按压法，第72页

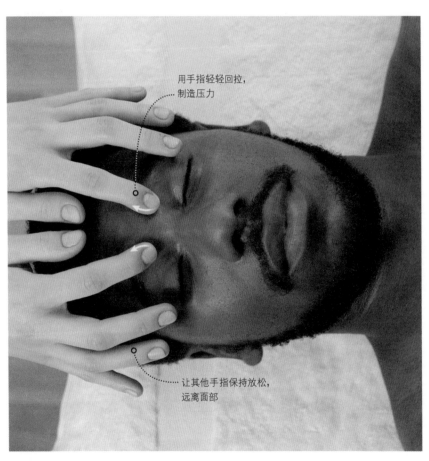

用手指轻轻回拉，制造压力

让其他手指保持放松，远离面部

▌按摩眉部

▲ 坐在头部后面，从眼睛的上方开始按摩，缓解这个区域周围及前额的鼻窦炎。将食指放在眉头处，微微抬起，轻轻按压。你可以按摩额头的压痛点（第171页）。

自助按摩　缓解鼻塞

坐姿，将双肘支撑在桌子上。用你的食指按压堵塞的地方，或者用拇指在眉头下方做按压。

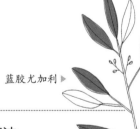

蓝胶尤加利 ▶

精油

对鼻窦炎有用的精油:
○ 蓝胶尤加利，有化解黏液的作用。
○ 胡椒薄荷，清凉，有化解黏液和止痛的作用。
○ 迷迭香，对淋巴系统有刺激作用。

▌轻压鼻孔两侧

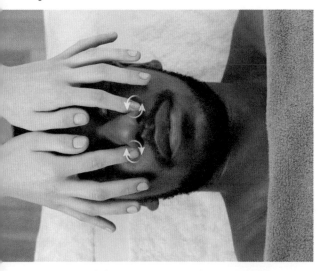

▲ 小心地按摩鼻孔两侧，这里可能特别脆弱。根据顾客对压力的承受情况，做轻微按压，之后可以在原地做旋转，或者做按压。

▌鼻窦清扫

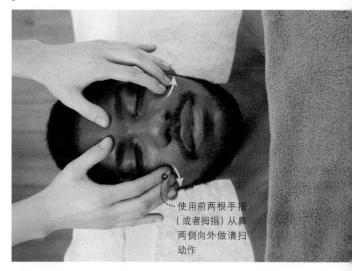

使用前两根手指（或者拇指）从鼻两侧向外做清扫动作

▲ 做一个清扫动作，让鼻腔分泌物从堵塞的地方移开，并使其松动。你可以在颧骨上做这个动作，从鼻两侧向外做，或者在面部其他感到疼痛的部位上做。

▌轻压面颊

从嘴巴两侧向外，轻压面颊

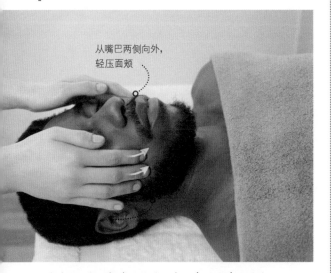

▲ 轻轻压迫顾客嘴附近的区域，有助于清理这个区域的鼻窦。轻轻按压，以便让黏液变稀，使其冲走，而不是把黏液压紧实。在轻压之后，再做一次鼻窦清扫。

▌下巴排水

用拇指和手指轻轻挤压下颌，动作要平稳

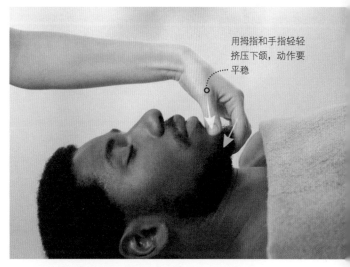

▲ 释放下巴中的紧张感，促进这里的淋巴流动。用食指和拇指压迫下巴的中心，然后以这种方式，用双手的食指和拇指，沿下巴两侧向下按压。

高血压或低血压

对于高血压或低血压，其实并没有针对性的整套按摩方案。面部发红可能表明血压很高，你可能会需要减少顾客脸朝下俯卧的时间。同时，也要使用温柔、深入以及缓慢的抚摩，来让身体平静，避免使用活泼的揉捏手法。对于低血压，结束时的稳定手法，可以帮助顾客重回到他们的身体；如果顾客感到头晕，你可能还需要帮助他/她离开按摩床。

使用的基本手法：
○ 扭转法，第56页
○ 拉伸及移动，第74页

高血压：改版腿部按摩

你可以做一些调整，以避免个 ▶ 案面朝下躺太久（俯卧）。让顾客面朝上（仰卧），抬高腿部，这样你就可以在小腿和大腿后部做变化的扭转动作，减少面部被压迫的时间。

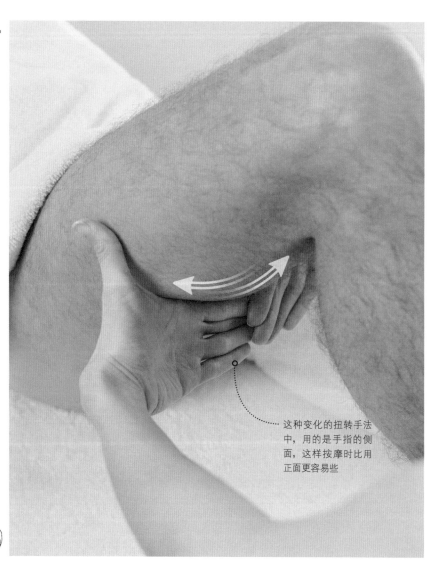

这种变化的扭转手法中，用的是手指的侧面，这样按摩时比用正面更容易些

精油

对高血压有用的精油：
○ 真实薰衣草、依兰依兰和甜马郁兰，都具有镇静作用，有助于降血压。

一些对低血压有用的精油：
○ 迷迭香、黑胡椒和姜，都是温暖的精油，可以促进血液循环。

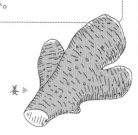

姜 ▶

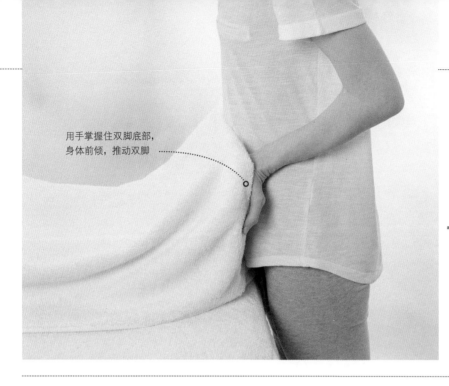

用手掌握住双脚底部，身体前倾，推动双脚

低血压：推脚

◀ 针对低血压，如何结束按摩就显得很重要。这种强力推脚的动作会产生一种非常稳定的感觉。腿后的拉伸和令人安心的压力，会让顾客在精神上和身体上都做好准备，从深度放松的状态中走出来，起身离开按摩床。

低血压：脚部摩擦

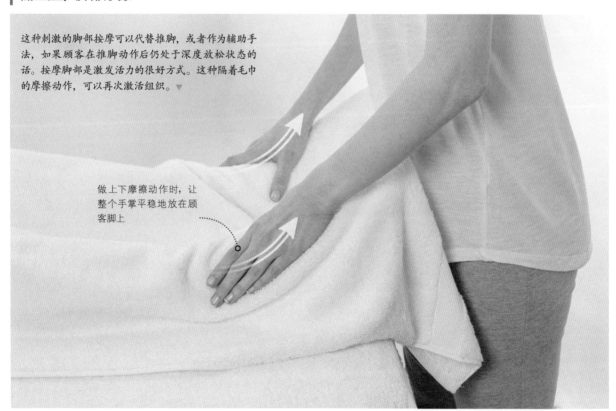

这种刺激的脚部按摩可以代替推脚，或者作为辅助手法，如果顾客在推脚动作后仍处于深度放松状态的话。按摩脚部是激发活力的很好方式。这种隔着毛巾的摩擦动作，可以再次激活组织。▼

做上下摩擦动作时，让整个手掌平稳地放在顾客脚上

循环不良

循环系统负责血液、氧气和营养物质在体内的循环。当循环系统不能有效运作时，会引起一系列症状，包括刺痛感、手脚冰冷和消化迟缓。可能的潜在原因需要进一步调查，但有激励作用的抚摩，尤其是使用强力抚摩或者压捏手法，有助于改善血液流动。

使用的基本手法：
○ 揉捏法，第60页
○ 十字轻抚法，第48页
○ 扇形轻抚法，第40页
○ 圆形轻抚法，第46页

▎按摩手脚

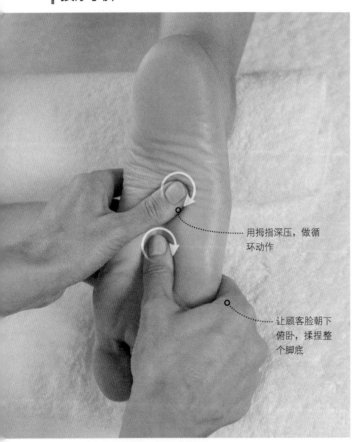

用拇指深压，做循环动作

让顾客脸朝下俯卧，揉捏整个脚底

▲ 当血液循环缓慢，长此以往脚和手会变得寒冷。用拇指揉捏，有助于促进血液流动，温暖组织。在顾客翻过身后，揉捏脚底，并依次在每个脚趾做揉捏。用同样的动作，揉捏手掌和手指。

▎刺激大腿的组织

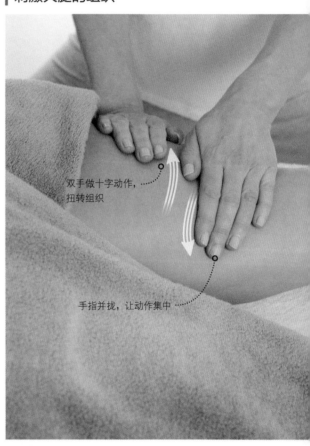

双手做十字动作，扭转组织

手指并拢，让动作集中

▲ 在用滑行轻抚手法让组织彻底温暖之后，在大腿上做强力的十字动作，促进全身的血液流动。在按摩小腿之前，要先在大腿上做更深层的按摩，让淋巴液排向腹股沟，清除阻塞，帮助促进整个腿部的循环。

自助激励按摩

在手部、脚部和腿部做揉捏，改善循环。从右下角开始，用手顺时针在腹部画圈，促进消化。

精油

有激励作用的精油：

○ 柠檬和黑胡椒，激励与循环不良相关的消化迟缓。

○ 姜，一款具有温暖和抗痉挛作用的精油。

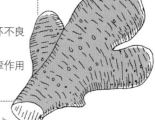

姜 ▶

激励消化

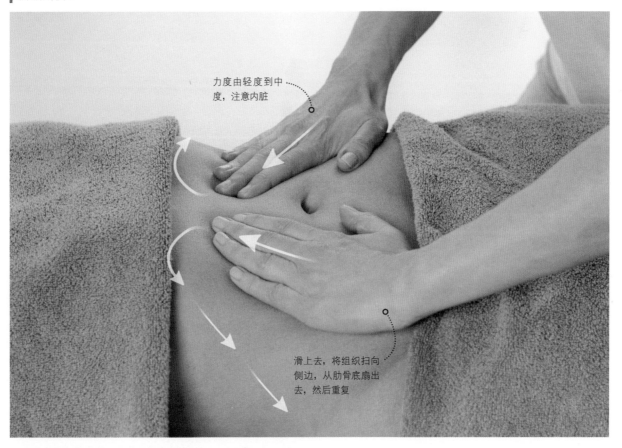

力度由轻度到中度，注意内脏

滑上去，将组织扫向侧边，从肋骨底扇出去，然后重复

▲ 循环不良会影响消化，导致消化迟缓及受阻。按摩可以温暖和放松腹部区域，帮助刺激肠道的蠕动。按摩腹部始终要缓慢且谨慎。这种扇形轻抚动作可以拉伸和温暖组织，你也可以尝试做画圆动作。

静脉曲张

全身按摩改善了血液循环，有助于减轻静脉曲张的严重程度。尽管如此，在静脉曲张附近按摩依然需要非常小心。在你开始按摩腿之前，评估一下他们的严重程度。如果只是轻微的丝状静脉曲张，可以使用预防性的压捏手法。但如果静脉膨胀突出，只能在受影响的静脉旁边做轻柔的抚摩，千万不要在静脉上面做。

使用的基本手法：
○ 揉捏法，第60页
○ 滑行轻抚法，第44页

▌预防性压捏

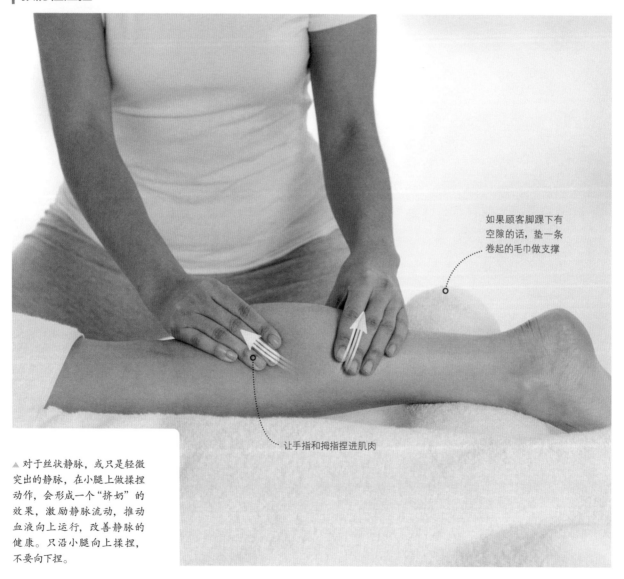

如果顾客脚踝下有空隙的话，垫一条卷起的毛巾做支撑

让手指和拇指捏进肌肉

▲ 对于丝状静脉，或只是轻微突出的静脉，在小腿上做揉捏动作，会形成一个"挤奶"的效果，激励静脉流动，推动血液向上运行，改善静脉的健康。只沿小腿向上揉捏，不要向下捏。

精油

对静脉曲张有用的精油：

○ 杜松，具有收敛作用，可以帮助减轻静脉曲张。

○ 柠檬，也具有收敛特性，可以促进淋巴流动。

○ 真实薰衣草，作为止痛剂，可以缓解静脉曲张
　引起的瘙痒和疼痛。

柠檬 ▼

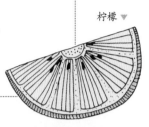

| 抚摩

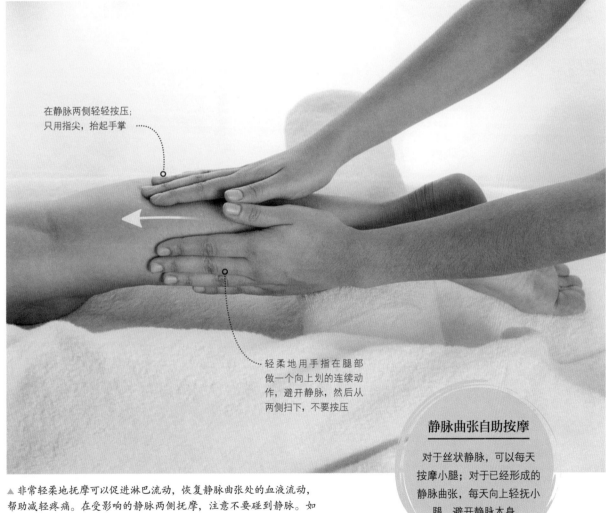

在静脉两侧轻轻按压；
只用指尖，抬起手掌

轻柔地用手指在腿部
做一个向上划的连续动
作，避开静脉，然后从
两侧扫下，不要按压

静脉曲张自助按摩

对于丝状静脉，可以每天
按摩小腿；对于已经形成的
静脉曲张，每天向上轻抚小
腿，避开静脉本身。

▲ 非常轻柔地抚摩可以促进淋巴流动，恢复静脉曲张处的血液流动，
帮助减轻疼痛。在受影响的静脉两侧抚摩，注意不要碰到静脉。如
果只是轻微的静脉曲张，没有疼痛，你可以在静脉上做轻轻地抚
摩，以促进静脉流动。

液体潴留

在组织中积聚的液体，我们称之为水肿，会导致局部肿胀。它的形成可能有很多原因，包括循环不良、怀孕以及某些疾病。在选择按摩方法时，要考虑到所有的影响因素。水肿可能发生在身体的任何部位，但通常会影响的部位是脚踝、腿部、手臂、手部以及面部。以温和处理为主，使用大量的舒缓抚摩，以促进排水，要避免重力按压肿胀的组织。下面的手法可以用来排出肢体中的液体。

使用的基本手法：
○ 滑行轻抚法，第44页
○ 千手轻抚法，第42页
○ 圆形轻抚法，第46页

抚摩膝盖周围

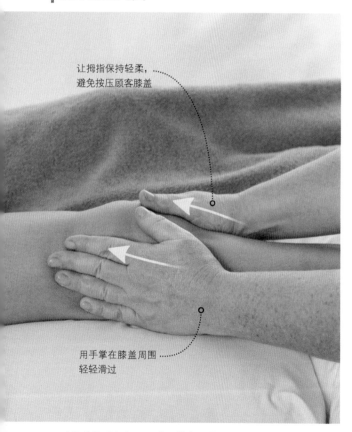

让拇指保持轻柔，避免按压顾客膝盖

用手掌在膝盖周围轻轻滑过

▲ 用枕头将腿抬起，让其保持在顾客心脏水平线以上。先抚摩整条腿，然后用千手法强力地按摩大腿，之后专注于在膝盖周围排水。在膝盖周围做轻柔的按压，注意不是在膝盖上。

抚摩小腿

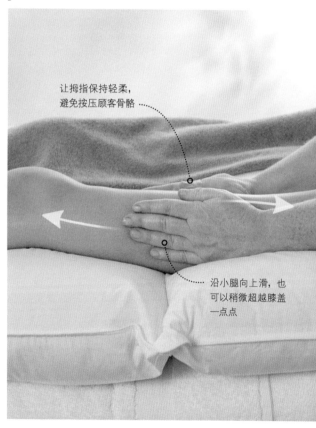

让拇指保持轻柔，避免按压顾客骨骼

沿小腿向上滑，也可以稍微超越膝盖一点点

▲ 用上下抚摩小腿的方式结束腿部按摩。双手一起上下滑动，上滑时微微用力，帮助排出液体，下滑时动作轻柔。

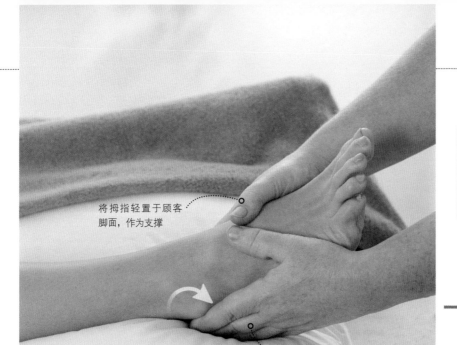

将拇指轻置于顾客脚面，作为支撑

用指尖在踝骨周围轻轻画圆，注意不要把组织往上"舀"

天竺葵 ▶

精油

对液体潴留有用的精油：
○ 杜松、柠檬和天竺葵，具有排毒功效。

画圆按摩脚踝

◀ 液体会聚在踝骨周围，使得这一区域异常的肿胀且脆弱。在骨骼周围按摩，有助于疏通液体潴留区域，清除废物。当处理肿胀的脚踝时，确保你的触摸要非常轻。

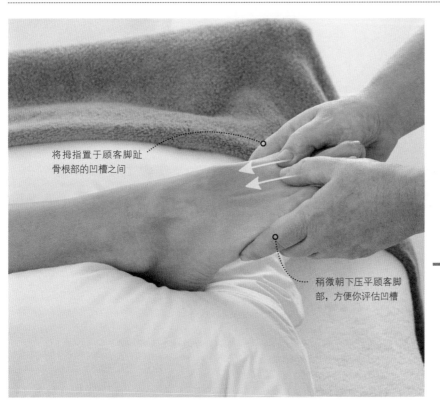

将拇指置于顾客脚趾骨根部的凹槽之间

稍微朝下压平顾客脚部，方便你评估凹槽

腿部自助按摩

在你的大腿和小腿上做常规按摩时，可以使用滑行轻抚法，向上滑行时稳定施压。

脚部的"凹槽"

◀ 用拇指沿着趾骨之间的凹槽滑动，有助于将多余的液体输送到足部，缓解肿胀。如果是长期液体潴留，脚的活动能力就会受到限制，所以动作轻柔非常重要，而且需要更加谨慎。最后依次旋转每个脚趾，结束按摩。

呼吸问题

　　呼吸系统的疾病涵盖从急性感染到各种慢性症状。在按摩呼吸区域的时候多花一点时间，可以使用拉伸、晃动和叩击的手法，来帮助缓解阻塞。如果顾客身体虚弱，动作要更加轻柔；如果顾客有上呼吸道堵塞的症状，如鼻窦炎，一定要控制顾客面朝下的时间。

使用的基本手法：
○ 拉伸及移动，第74页
○ 晃动法，第70页
○ 叩击法，第64页
○ 深推法，第52页

伸展胸廓

自助开肋按摩

有规律地做手臂伸展运动，将手臂向上伸展到头部上方，帮助打开并活动肋骨。

用你的身体固定顾客手臂，然后用适当的力度向后拉，打开使其伸展

用另一只手朝相反的方向推动顾客肋骨

▲ 伸展手臂有助于打开胸廓，伸展肋间肌有助于分解黏液，缓解呼吸区域的紧张感。它对哮喘等疾病尤其有益。可以用蹲姿或弓箭步，来稳定你的姿势，之后在顾客另一侧重复这个伸展动作。

精油

对呼吸问题有用的精油：
○ 蓝胶尤加利和赤松，有祛痰、化痰功效（可以溶解黏液），有抗微生物的特性，可以对抗感染。
○ 胡椒薄荷，可以作为祛痰剂。
○ 罗马洋甘菊，具有消炎、止痛以及缓解痉作用。还有沉香醇百里香，也可缓解痉挛，对哮喘也很有效。

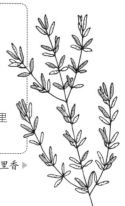

沉香醇百里香 ▶

震动胸廓

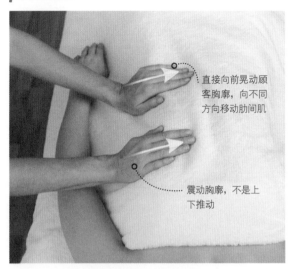

直接向前晃动顾客胸廓，向不同方向移动肋间肌

震动胸廓，不是上下推动

▲ 用摇晃的动作震动顾客胸廓，有助于减少黏液，缓解阻塞。开始时要轻柔，然后逐渐增加力度，两边都要晃动，越紧绷的地方越要多花点时间。

叩击胸廓

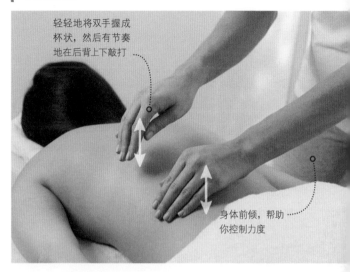

轻轻地将双手握成杯状，然后有节奏地在后背上下敲打

身体前倾，帮助你控制力度

▲ 在顾客后背胸廓位置做杯状叩击。这种不连贯的动作有助于化痰，促进血液流向该区域，帮助淋巴排毒。从肋骨开始敲打，避开脊柱。

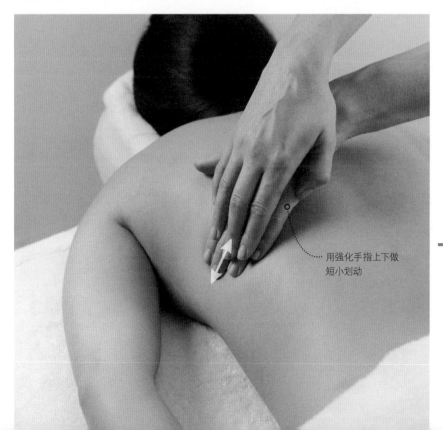

用强化手指上下做短小划动

按压肋间肌

◀ 在肋骨之间的间隙中，做更精细、更有针对性的划动，可以打破肋间肌中的局部阻塞点。身体向前倾，让动作轻柔，感知到哪里的组织特别黏着，根据顾客的舒适度调整力度。

消化问题

诸如便秘、腹胀、肠易激综合征（IBS）和反流等消化问题，通常是由不良饮食引起的，但压力也可能是一个因素。所以，在制订按摩方案时要考虑到可能的原因。便秘，这种常见的问题，可以通过稳固有力的腹部按摩促进蠕动（废物沿肠道移动）得到缓解。致力于改善姿势的开胸手法，也有助于确保消化器官不会因为弯腰驼背的姿势而受到压迫。

使用的基本手法：
○ 扇形轻抚法，第40页
○ 圆形轻抚法，第46页
○ 揉捏法，第60页
○ 深推法，第52页
○ 滑行轻抚法，第44页

▌暖化抚摩

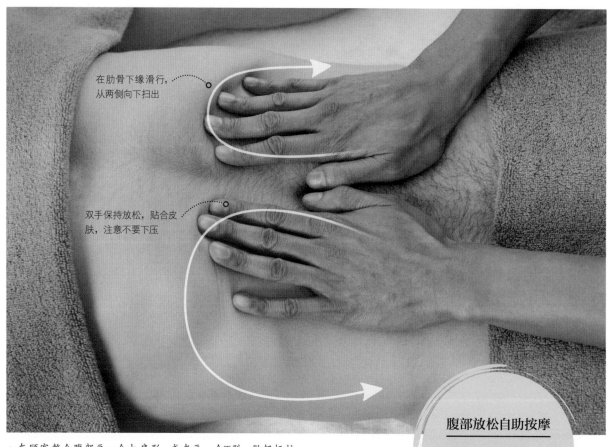

在肋骨下缘滑行，从两侧向下扫出

双手保持放松，贴合皮肤，注意不要下压

▲ 在顾客整个腹部画一个大扇形，或者画一个T型，做轻抚按摩，温暖并放松组织，帮助肌肉放松，进而促进蠕动。这是一个有效的改善便秘的方法。之后，再沿着肠道的方向，顺时针做画圆形的轻抚动作。

腹部放松自助按摩

使用胡椒薄荷精油调配按摩油，用一只手的手掌，围绕腹部做顺时针方向按摩。

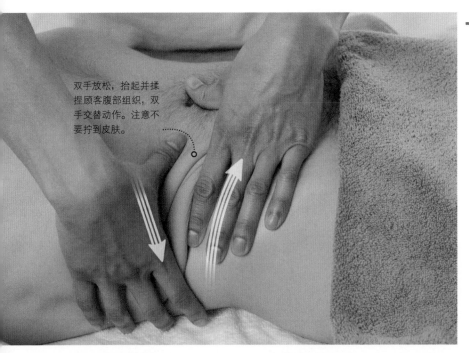

双手放松，抬起并揉捏顾客腹部组织，双手交替动作。注意不要拧到皮肤。

揉捏肚子

◀ 在顾客的臀部和肋骨之间按摩，要慢慢揉捏腹部，逐渐增加力度来刺激消化，因为这里是一个敏感的区域。在进行抚摩动作后，没必要重新涂按摩油，这样能更好地抓握腹部组织。在腹部远侧（对侧）进行按摩，然后两侧交换。

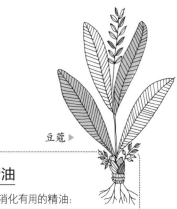

豆蔻 ▶

精油

对消化有用的精油：
○ 豆蔻，对消化不良和胃灼热有舒缓作用。
○ 胡椒薄荷，镇静消化不良，激励消化迟缓。
○ 姜，对消化系统具有深度安抚的作用，尤其是与压力相关的腹泻。

越过身体，按摩对侧胸部

让你的掌根与部分手掌接触顾客身体

让顾客胳膊与身体呈90°放置，悬在床边

打开胸腔

◀ 在电脑前工作可能会形成驼背等不良姿势，压迫内脏器官，影响消化。试试这种打开胸腔的手法。双手重叠，置于顾客胸部中间，用力地滑向手臂顶端，伸展肌肉，缓解紧张感。动作要非常缓慢，观察顾客的面部表情，注意其反应。在另一侧重复上述动作。

月经问题

在月经期间按摩腹部是非常具有安抚效果的，它有助于温暖组织，缓解痉挛。关键是在这段时间只能轻轻地按压，要避免强力的动作。按摩要轻柔、平缓，在这种腹部敏感的时候，只用轻抚的动作。这期间，人会感到沉重和拖沓，轻轻抚摩腿部，也是非常有用的。

使用的基本手法：
○ 圆形轻抚法，第46页
○ 滑行轻抚法，第44页

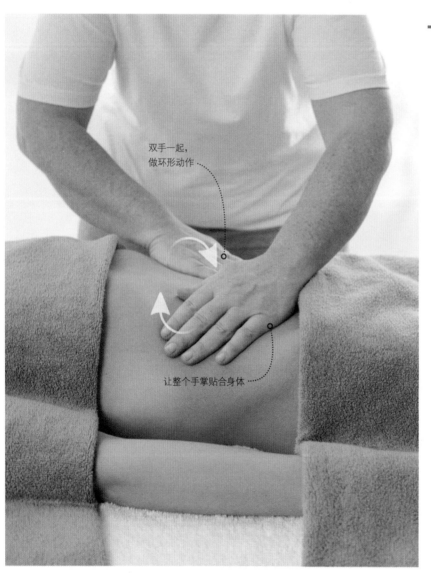

双手一起，
做环形动作

让整个手掌贴合身体

━ 安抚腹部

◀ 在腹部做轻柔的抚摩，温暖并舒缓组织，有助于缓解经期痉挛和不适。双手在这个区域轻轻地画圆，动作非常缓慢，做几个小小的旋转，注意不要用力向肋骨里推。

腹部舒缓自助按摩

用手在腹部周围做顺时针方向按摩，帮助温暖组织，缓解痉挛。

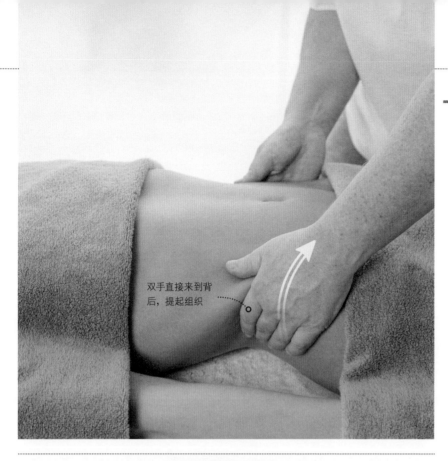

双手直接来到背
后，提起组织

让外侧的手在前，
以便按摩顾客的整
条腿

— 放松下背部

◀ 下背部疼痛常常伴随腹部痉挛，
因为收缩会导致疼痛从腹部放射
性向外延伸。让顾客面朝上仰卧，
从背部将组织拉起，有助于放松
并舒缓背部周围的肌肉，并且不会
对腹部造成压力。

精油

对月经问题有用的精油：
○ 天竺葵，可以平衡情感，有
　利尿作用。
○ 玫瑰，有安抚功能。
○ 豆蔻，可以抗痉挛，对消化
　道胀气有帮助。

天竺葵▶

— 抚摩整条腿

◀ 抚摩整条腿可以缓解在月经期
间出现的拖沓感。这种按摩能刺
激血液流动，让腿部有焕然一新
的感觉，有助于排出废物，减少
液体潴留。可以使用虎口滑行的
手法，如图所示，或用其他抚摩
手法。

焦虑

　　长期的焦虑会引起全身紧张，尤其是会导致心悸、呼吸急促以及消化疾病。全身按摩，主要是以放松为主的抚摩，将注意力集中于关注的区域，帮助顾客放松，释放紧张的情绪，进而可以让按摩深入组织中。

使用的基本手法：
○ 静态按压法，第72页
○ 圆形轻抚法，第46页
○ 深推法，第52页
○ 滑行轻抚法，第44页
○ 千手轻抚法，第42页
○ 扇形轻抚法，第40页

▌温柔的开胸握持

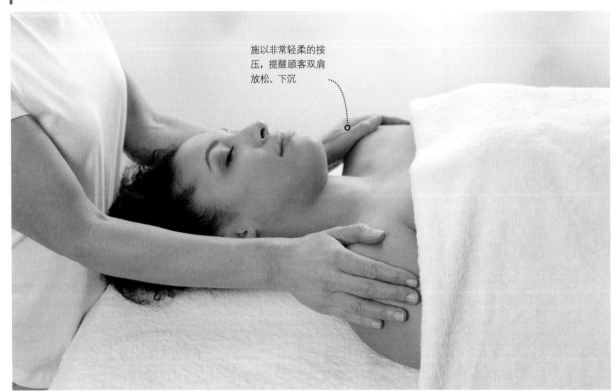

施以非常轻柔的按压，提醒顾客双肩放松、下沉

▲ 将你的双手置于顾客肩膀上，轻轻地下压，帮助打开胸部区域。这样可以让顾客呼吸平稳，促进放松。如果将头放在面托上让顾客感到焦虑，可以选择一个温和方式开始按摩。

精油

对焦虑有用的精油：
○ 真实薰衣草，有深度放松的作用，可以缓解焦虑。
○ 橙花，具有平衡和重振的特性。
○ 乳香，振奋精神，帮助提升注意力，平衡能量。

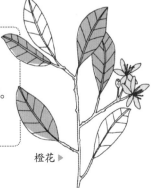

橙花 ▶

腹部抚摩

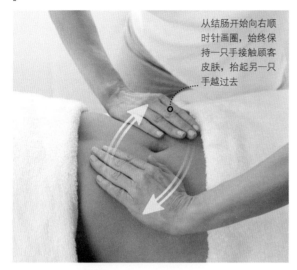

从结肠开始向右顺时针画圈，始终保持一只手接触顾客皮肤，抬起另一只手越过去

▲ 焦虑经常表现为消化不良。温柔地抚摩有助于刺激腹部组织，帮助肠道蠕动，促进消化。在这里按摩时，动作要非常温和，时间要久一些。

按压横膈膜

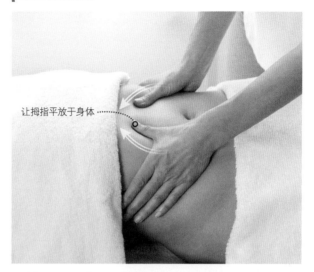

让拇指平放于身体

▲ 将拇指置于肋骨下方，然后向上推入横膈膜以加深呼吸。跟随顾客的呼吸，在呼气时施加更大的压力。按压时要谨慎，在感觉到阻力时减轻力度。

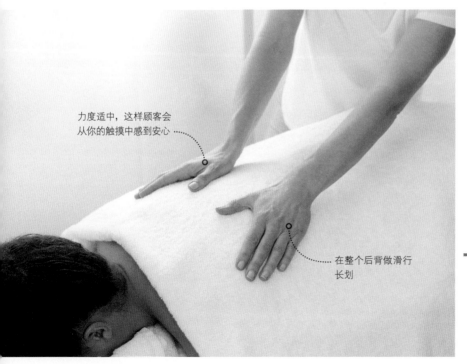

力度适中，这样顾客会从你的触摸中感到安心

在整个后背做滑行长划

自助安抚按摩

专注于呼吸，双手轻轻地放在肚子上，放松，感受每次呼吸中身体对双手的推动

后背安抚抚摩

◀ 隔着毛巾做抚摩，可以温和地在后背引入你的触摸。用这种方法按摩一段时间，之后回到如千手轻抚、画扇形等按摩手法，让顾客平静。

抑郁

长时间的情绪低落可以表现为多种形式，包括对活动失去兴趣、哭泣、感觉慵懒，以及无法集中注意力。按摩的目的是刺激血液循环，恢复身心的活力，可以使用强力的手法和有力的击打，让顾客感觉舒适。这里为大家介绍的手法包括快速的动态抚摩和活泼的压捏，还有更有力、更快速的叩击，以及让人安心的拉伸动作。

使用的基本手法：
- 叩击法，第64页
- 拉伸及移动，第74页
- 颤动法，第68页
- 千手轻抚法，第42页
- 晃动法，第70页

▎叩击

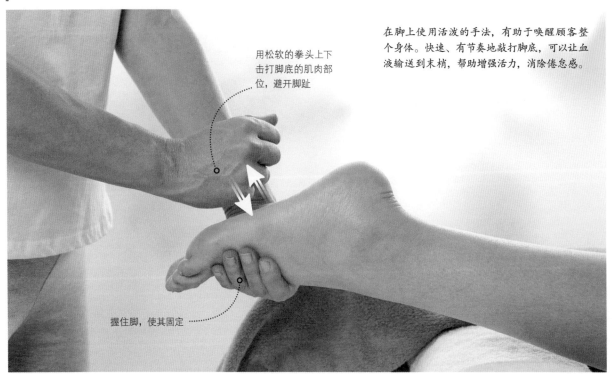

用松软的拳头上下击打脚底的肌肉部位，避开脚趾

在脚上使用活泼的手法，有助于唤醒顾客整个身体。快速、有节奏地敲打脚底，可以让血液输送到末梢，帮助增强活力，消除倦怠感。

握住脚，使其固定

精油

对抑郁有用的精油：
- 迷迭香，具有激活的作用，可以刺激神经，提升注意力，消除倦怠感。
- 山鸡椒，具有平复和提振的特性，有助于消除恐慌情绪。
- 佛手柑，它令人振奋的香气就像抗抑郁剂。

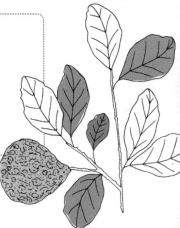

佛手柑 ▶

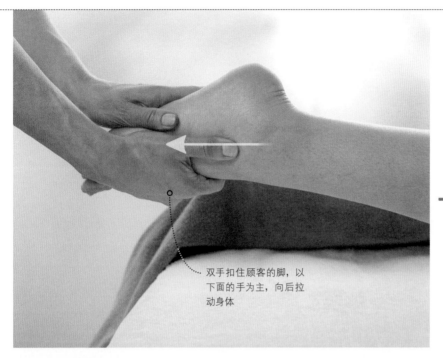

双手扣住顾客的脚，以下面的手为主，向后拉动身体

拉伸肢体

◁ 轻轻地拉动，让肢体伸展，会给人一种身体被拉伸和拉长的感觉，有助于让顾客体验到与他人的连接感和自我的存在感。在拉动之前，你也可以轻轻震动肢体，帮助身体恢复活力。拉伸腿部时，顾客俯卧或仰卧都可以；拉伸手臂时，采用仰卧姿势。

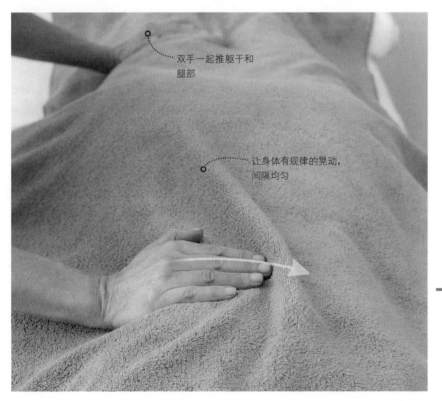

双手一起推躯干和腿部

让身体有规律的晃动，间隔均匀

自助激活按摩

在大腿上尝试使用活泼的千手按摩，唤醒组织，促进血液循环。

晃动刺激

◁ 当按摩接近尾声，或者你完成了一侧的按摩，用毛巾盖住顾客时，强力地晃动其整个身体，帮助顾客回到一个更有意识的状态，唤醒身心。

缺乏活力

缺乏活力可能是由康复期、疾病或疲劳等因素引起的，也可能伴随着食欲不振和失眠等问题。在这里，选择方法就很重要，比如，如果某人身体虚弱，一个小时的按摩可能太长了。沟通也是关键，特别是在家访时。另外，混合精油（第24~29页）可能需要多加稀释以防过敏。

使用的基本手法：
○ 滑行轻抚法，第44页

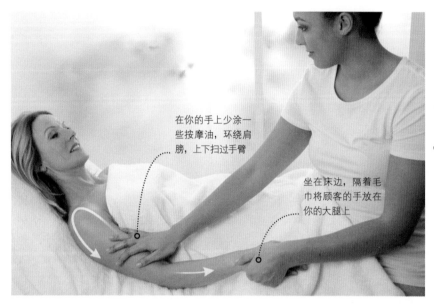

在你的手上少涂一些按摩油，环绕肩膀，上下扫过手臂

坐在床边，隔着毛巾将顾客的手放在你的大腿上

轻轻抚摩

◁ 使用大量舒缓的抚摩，让顾客得到深度放松，进而帮助处理失眠等问题。温和的、力度较弱的手法是比较理想的。如果做一个短时间的按摩，可以考虑将顾客的身体支撑起来，集中按摩上半身。按摩的时候可以和他们交谈，看看力度是否合适。

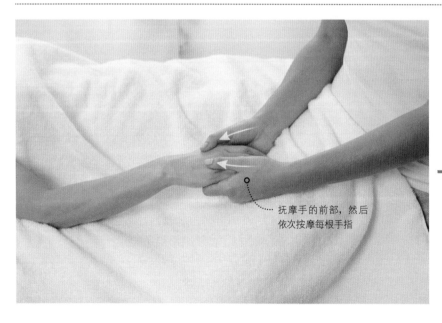

抚摩手的前部，然后依次按摩每根手指

抚摩手

◁ 坐在床边，用非常轻的划动抚摩顾客的手，是特别能给人安慰的，如果某人身体不适，比如不想做全身按摩，抚摩手会是一个很好的选择。注意，确保你没有做按摩的部位被很好地盖着，以保持顾客的温暖。

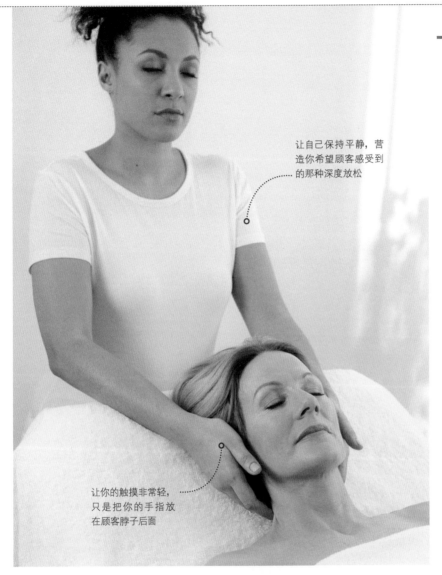

让自己保持平静，营
造你希望顾客感受到
的那种深度放松

让你的触摸非常轻，
只是把你的手指放
在顾客脖子后面

⚊ 头部放松抱持

◁ 轻托后脑勺是一种非常精细的手法，它会作用于自主神经系统（第20页），让顾客处于一种深度放松的状态。可以选择在按摩的开始做这个动作，也可以选择在按摩结束，当你能感觉到顾客恢复活力的时候。当你抱持顾客头部时，感觉液体的流动和筋膜的软化。这个动作也可以在脚上进行。

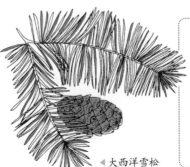

◁ 大西洋雪松

精油

对缺乏活力有用的精油:

○ 大西洋雪松，具有提振的作用，有助于消除倦怠感。

○ 乳香，它的香气令人安心，让人平静、振奋、充满活力。

○ 广藿香，具有抗抑郁的功能，有助于提升幸福感。

纤维肌痛

　　这种慢性疾病会引起广泛的疼痛，并伴有慢性疲劳、肌痛性脑脊髓炎（ME），以及全身僵硬。病因尚不清楚，但它与先前的病毒感染和焦虑有关。按摩时要轻柔、缓慢，且要以接受者能承受的程度为依据。对所有激痛点进行按摩都会有用；由于疼痛程度可能会很严重，所以应该小心处理。

使用的基本手法及其他手法：
○ 静态按压法　第72页
○ 激痛点疗法　第130页

▌缓解斜方肌中的紧张感

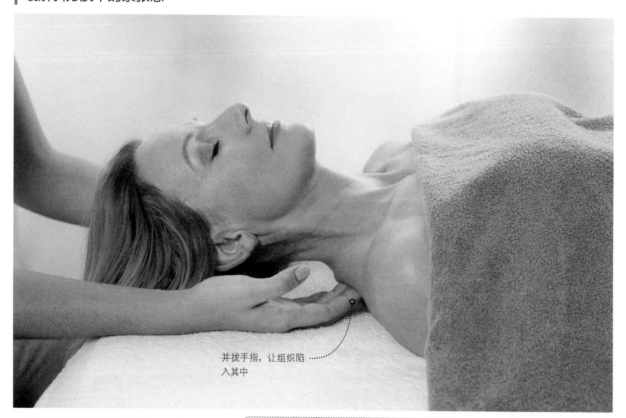

并拢手指，让组织陷入其中

　▲ 这种静压法可以作用于斜方肌。通常，斜方肌非常紧张。当你把手从顾客后背置于斜方肌顶部的下方时，用手指作用于激痛点，但必须在整个过程中保持敏感性。预测顾客的反应，如果组织允许，且疼痛不太剧烈，就再深推一点。

精油

对纤维肌痛有用的精油包括：
○ 真实薰衣草，具有温和中止痛的功效。
○ 乳香，具有滋补和温热的功效。
○ 大西洋雪松，它温热的特性有助于缓解疼痛和不适感。

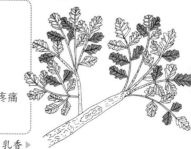

乳香 ▶

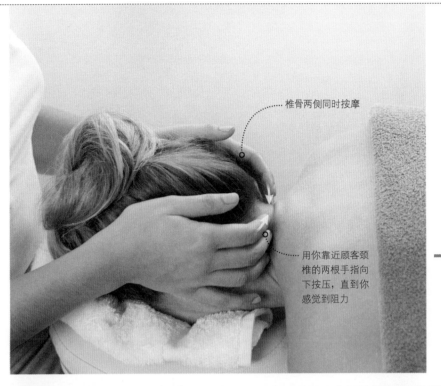

椎骨两侧同时按摩

用你靠近顾客颈椎的两根手指向下按压，直到你感觉到阻力

缓解颈部的紧张

◀ 当液体潴留时，每个人的颈椎周围区域都会发炎和疼痛。对于纤维肌痛症，你需要更温和地处理这个区域。用手指按压某个地方，等待不适感缓解，如果组织允许的话可以再多压一会。

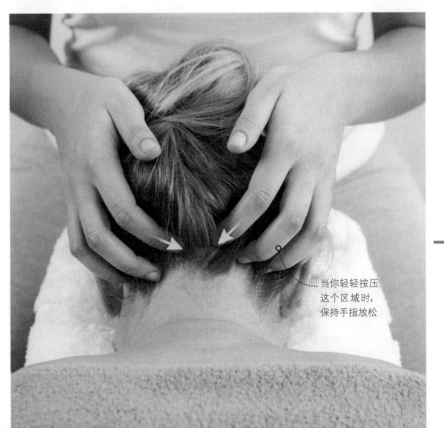

当你轻轻按压这个区域时，保持手指放松

颅骨激痛点疗法

◀ 在颈椎两侧靠近颅骨底部的位置，即枕脊，各有一个重要的穴位，经常会感到疼痛，这是很重要的作用点。按摩这个区域时，需要顾客面朝下躺着，以便你控制压力，确保力度不会太大。

量身定制的按摩
针对特定客户群体的按摩

在任何时候，按摩都应该始终根据个人的需求，进行量身定制。生活中也有某些阶段或时期，需要对按摩进行调整，以满足特定人群的需求。对婴儿的按摩只需要一种轻轻地触摸，重点放在建立亲子互动，以及实际手法上。在孕期和老年时期，或在生病、行动不便的时候，需要考虑你的按摩方法及做出相应调整，以确保顾客舒适。知道如何调整你的按摩，有助于确保你能为每个人，提供一个真正的具有疗愈性的整体按摩。

孕妇按摩

怀孕期间的全身按摩是一种美妙的放松体验，可以调整姿势，并用枕头作为支持，来确保舒适。一般来说，力度要轻一些，但也不要轻到让人感觉痒。避免使用叩击手法，要把重点放在使顾客放松上。检测顾客是否愿意腹部被触摸；如果她愿意，那么这就是安全的。更多以治疗为导向的妊娠按摩，作为针对特定妊娠问题及疾病的辅助医学治疗，需要进行专业的培训。

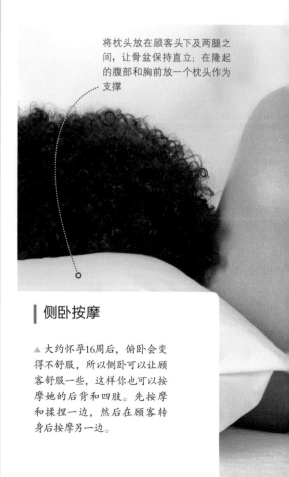

将枕头放在顾客头下及两腿之间，让骨盆保持直立；在隆起的腹部和胸前放一个枕头作为支撑

侧卧按摩

▲ 大约怀孕16周后，俯卧会变得不舒服，所以侧卧可以让顾客舒服一些，这样你也可以按摩她的后背和四肢。先按摩和揉捏一边，然后在顾客转身后按摩另一边。

使用的基本手法：
○ 滑行轻抚法，第44页
○ 揉捏法，第60页
○ 十字轻抚法，第48页
○ 圆形轻抚法，第46页

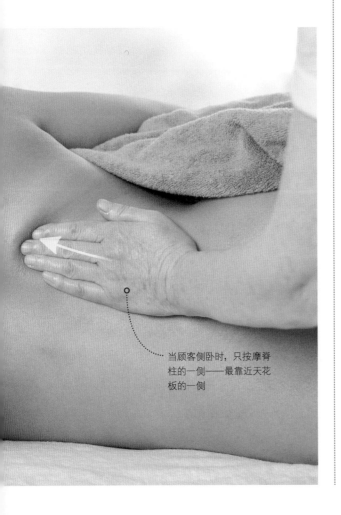

当顾客侧卧时，只按摩脊柱的一侧——最靠近天花板的一侧

侧卧时按摩手

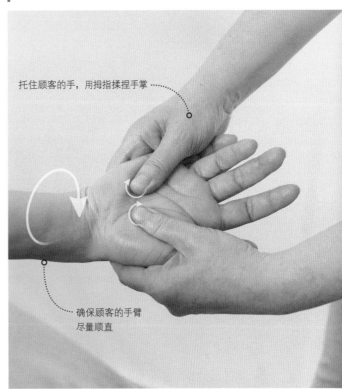

托住顾客的手，用拇指揉捏手掌

确保顾客的手臂尽量顺直

▲ 在顾客侧卧时，可以按摩手部，你需要先顺时针将它向后旋转。这样有种违和感，但却是在这个姿势下唯一一种能按摩手掌的方式。

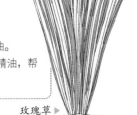

精油

在孕期可以安全使用的精油：
○ 柑橘，是一款平复和提振的精油。
○ 玫瑰草，是一款平衡和重振的精油。
○ 真实薰衣草，是一款深度放松的精油，帮助促进睡眠和放松。

玫瑰草 ▶

未完待续 ▶

孕妇按摩 接上页

垫高的按摩

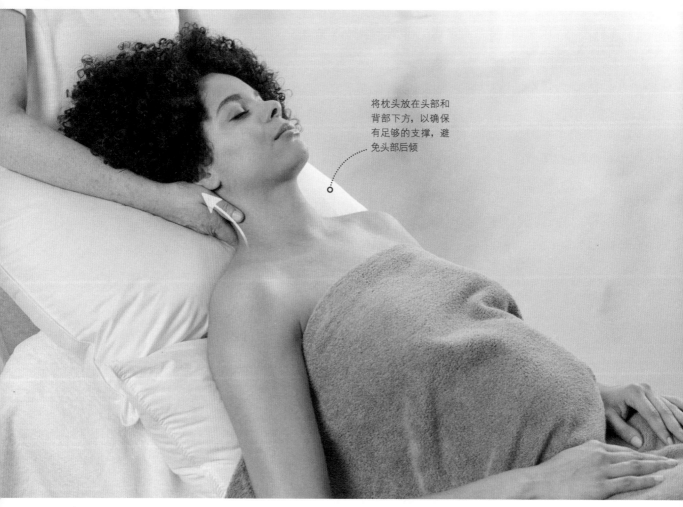

将枕头放在头部和背部下方，以确保有足够的支撑，避免头部后倾

▲ 随着孕期腹部隆起变大，仰卧会变得不舒服，当胎儿压迫腔静脉时可能会导致头晕。在按摩上半身时，将上半身垫高，保持头部高于心脏，会让顾客感到舒适。用枕头来做支撑，也可以在大腿下面放一个，将骨盆抬起。

"将顾客上半身垫起，用枕头做支撑，可以确保舒适。"

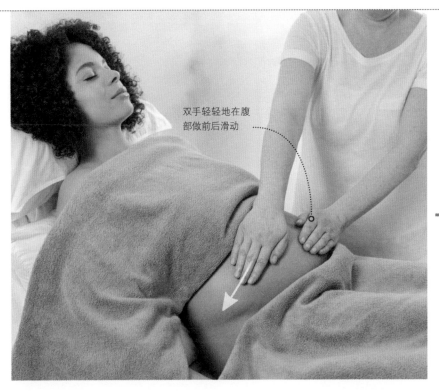

双手轻轻地在腹部做前后滑动 ⋯⋯

腹部按摩

◀ 在腹部做按摩，在整个妊娠期都是安全的。如果顾客愿意你这样做的话，这会是一种让人非常放松的体验。你的目标是在这里做轻轻地按摩，紧绷的皮肤意味着你不会用力。试着在小腹上做一个十字抚摩，如图所示，或者顺时针方向画圈，从小圆圈开始，然后逐渐变大。

按摩小腿

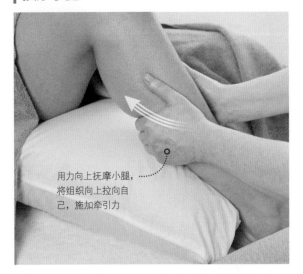

用力向上抚摩小腿，将组织向上拉向自己，施加牵引力 ⋯⋯

▲ 在怀孕的时候按摩小腿，让顾客面朝上将腿弯曲，按摩会最容易进行，因为侧躺的时候很难接触到这个部位。坐在床上，将脚垫在下面使其固定，最好是隔着毛巾。

坐着按摩

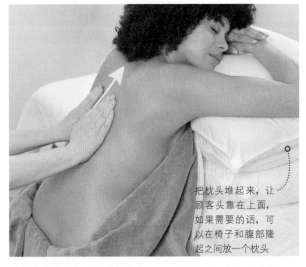

把枕头堆起来，让顾客头靠在上面，如果需要的话，可以在椅子和腹部隆起之间放一个枕头 ⋯⋯

▲ 跨坐在椅子上，倚靠在床边，可以露出整个后背，这对那些希望在怀孕和分娩时提供按摩支持的伴侣很有帮助。双脚平放在地板上，以避免椅子进入大腿过深。

婴儿按摩

　　婴儿按摩是通过触摸来交流。你可以边做轻柔、有节奏的抚摩，边同婴儿说话、唱歌，做眼神交流。婴儿可以从任何时候开始接受按摩，不过通常会从出生后六周左右开始。随着你的宝宝逐渐习惯了按摩，他会开始期待你的抚摩，这会加深你们之间的互动。选择一个你的宝宝安静且警觉的时间段，开始10分钟的短暂按摩。如果他喜欢的话，可以增加时间。要确保房间温暖，给宝宝准备一个舒适而安全的表面——比如在地板上放一块尿垫，然后铺上毛巾就很好。试着根据这里的简单流程，让宝宝认识按摩，你先在双手涂上少量的按摩油，然后开始做轻柔且平稳的抚摩动作，注意不要做深压，但也不要让动作太轻引起发痒。

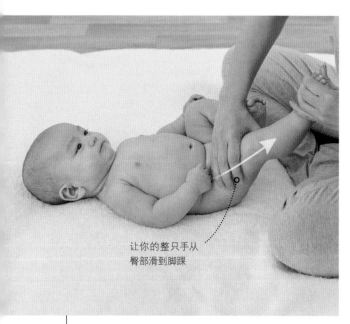

让你的整只手从臀部滑到脚踝

① 首先，让你的手沿着宝宝的腿向下滑过，温暖组织，并引入你的触摸。从腿开始，这是宝宝熟悉，并且能感到安心的动作，因为你的宝宝已经在换尿布的时候习惯了这波操作。

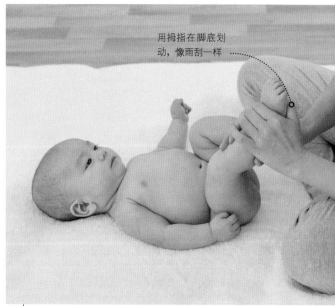

用拇指在脚底划动，像雨刮一样

② 将腿支起，拇指交替，从脚跟划到脚趾。当你刺激新生儿足底反射区时，脚趾可能会展开。向后划向腿部。

什么时候不要按摩

有些时候需要避免给宝宝做按摩，比如宝宝刚吃饱时，发烧时，接种疫苗后的24~48小时，以及宝宝在累了、饿了或者烦躁不安的时候。

可以用的按摩油

对婴儿有用的按摩油：
○ 冷压植物油，如向日葵油或橄榄油。避免使用坚果油以及任何精油。

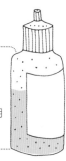

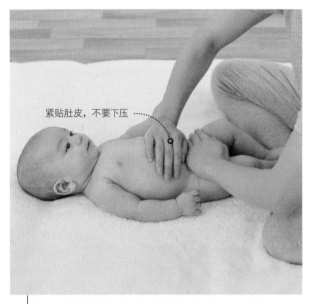

紧贴肚皮，不要下压

③ 将双手上下排列置于宝宝的肚皮上，手掌摊平，使位于上面的手正好置于肋骨下方。现在，让双手滑向腹股沟，一只手跟随着另一只手。

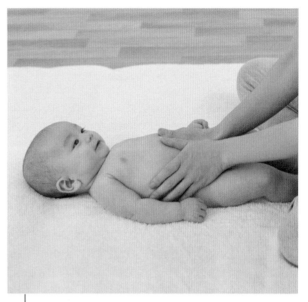

④ 让双手滑向两侧，拇指指向宝宝头部，手指分别握住身体的两侧。将步骤3和步骤4重复几次。

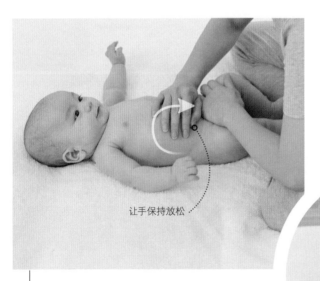

让手保持放松

⑤ 让手在宝宝肚子上顺时针滑半圈。一只手轻轻放在腹股沟处，阻止双腿踢起。另一只手放在腹部的"7点钟"位置，之后环扫到"5点钟"位置，呈彩虹的形状。

◀ 缓解腹绞痛
将彩虹扫替换为温和的腿反弹动作，让肚子放松，以帮助缓解绞痛。可以这样重复几次。

未完待续 ▶

婴儿按摩 接上页

> "在按摩过程中，让宝宝
> 始终注视着你，加深
> 你们之间的爱。"

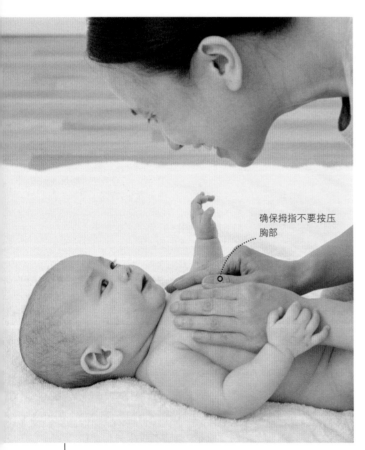

确保拇指不要按压
胸部

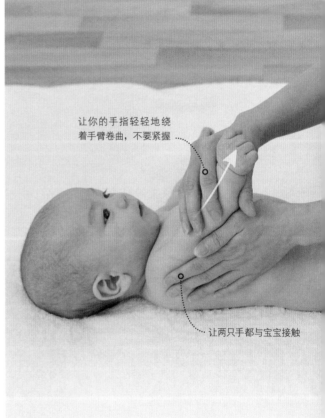

让你的手指轻轻地绕
着手臂卷曲，不要紧握

让两只手都与宝宝接触

6 移到宝宝上胸部位置。轻轻地将你的手放在宝宝胸部区域，然后向外扫过胸部。做这个动作的时候，靠近你的宝宝，微笑着和他聊天，始终保持眼神的交流。

7 轻轻地握着宝宝的手臂，让手指沿手臂扫下去，从肩膀一直到指尖。做这个动作时，注意不要拉扯宝宝肢体。对你的宝宝来讲，这个向下的动作是一个放松的动作。

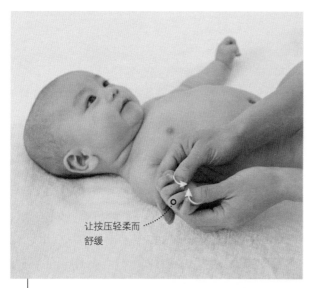

让按压轻柔而
舒缓

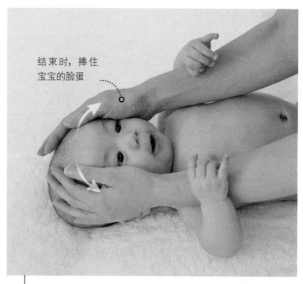

结束时，捧住
宝宝的脸蛋

⑧ 轻轻地按摩宝宝的小手。用一个或两个拇指，在手掌上画圈，按照你感觉自然的方式，向内划，向外划。宝宝的手指会自然向内卷曲。结束时，做一个扫过手臂的刺激动作，然后在另一只手臂上重复第7步和第8步。

⑨ 移到面部。将双手放在前额上，拇指向外划过前额，同时让手指轻轻地放在头上。注意，不要用手遮住宝宝的眼睛。

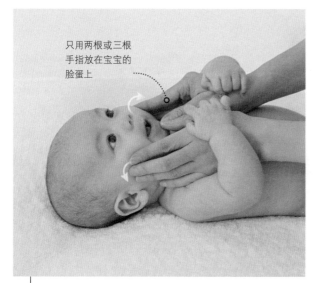

只用两根或三根
手指放在宝宝的
脸蛋上

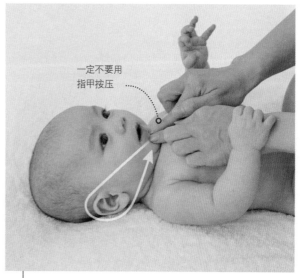

一定不要用
指甲按压

⑩ 用指腹在脸颊上轻轻地画圈，双手同时向外画圈。从靠近嘴的位置开始，向耳朵方向移动。让你的手指始终保持放松，以避免给宝宝带来紧张感。

⑪ 将食指放在下颌中央，之后让两根手指分别划过脸蛋，向上直到耳朵，然后绕着耳朵，再划回下颌。这个动作尤其能缓解出牙和耳朵疼痛时的不适。

未完待续 ▶

婴儿按摩 接上页

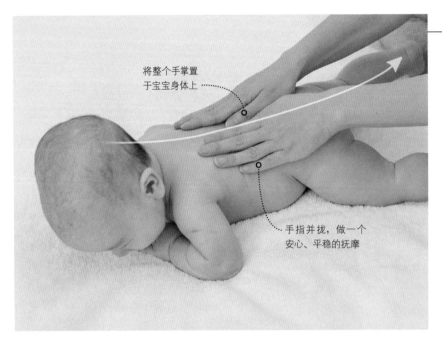

将整个手掌置
于宝宝身体上

手指并拢，做一个
安心、平稳的抚摩

⑫ 如果你的宝宝喜欢趴着，可以把他翻过来，在后背做一个快速按摩。小一点的宝宝可能只愿意趴几分钟，所以根据你宝宝喜好而定。让你的双手一路向下扫过身体，从后脑勺，向下到后背，再到腿，再到脚后结束，做一个大大的滑行抚摩动作。

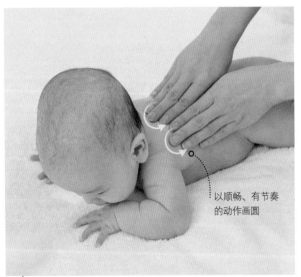

以顺畅、有节奏
的动作画圆

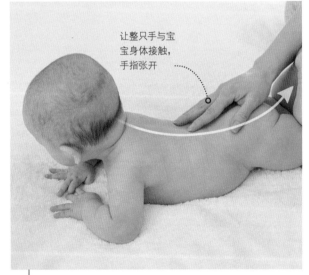

让整只手与宝
宝身体接触，
手指张开

⑬ 在脊柱两侧，用指尖沿后背向下轻轻画圆。避开脊柱，在后背的一侧，用手指逆时针向下画小圈。之后，移到脊柱的另一侧，重复这个动作。

⑭ 用向下"梳理"的舒缓动作，抚摩宝宝的整个身体，来结束你的按摩。让你的手指分开，双手交替，从头到脚做几次抚摩。

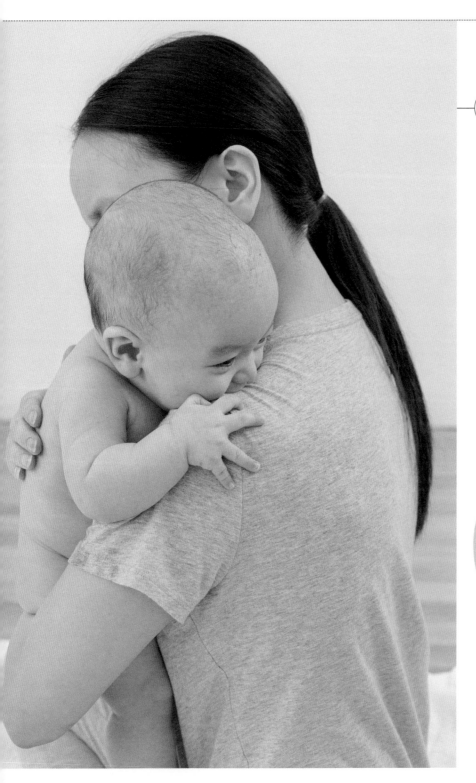

15

一旦完成按摩，立即抱起你的宝宝，享受宝宝的依偎，品味你们共同的亲密体验。如果你想多体验一会儿，可以先给他围上一条毛巾，之后再给他穿上衣服，让他保持温暖和放松。

加强互动

经常给宝宝按摩的父母反馈，他们在应对宝宝时变得更有信心，并坦言，按摩帮助他们更好地感应到宝宝的需求。

老年人按摩

　　按摩的整体性好处适用于所有人，但对老年人来讲，好处更为深远，不仅可以改善血液循环，让缺乏活动的肌肉更强健，还可以为缺少接触的身体提供具有滋养作用的触摸。提供按摩时，可以根据需要进行一些调整：如果顾客希望穿着衣服，在椅子上按摩就是一个理想的选择；如果顾客很虚弱，按摩可以简短一些。一般情况下，触摸可以轻一点，用一些按摩油，以免摩擦到脆弱的皮肤。

使用的基本手法及其他手法：
○ 揉捏法，第60页
○ 滑行轻抚法，第44页
○ 印度头部按摩，第164页

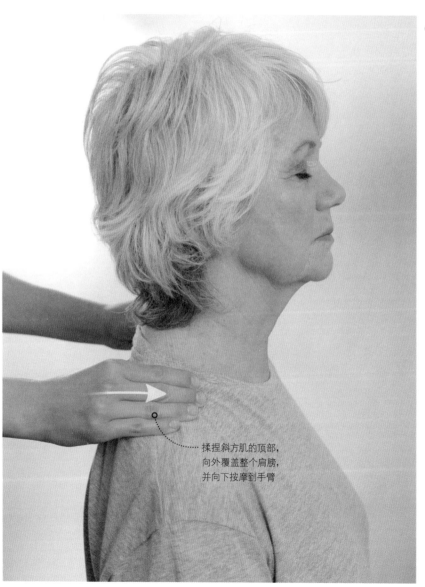

揉捏斜方肌的顶部，向外覆盖整个肩膀，并向下按摩到手臂

— 直背椅按摩

◀ 如果顾客希望享受触摸的好处，但是却不愿意脱衣服进行全身按摩，那么请他坐在椅子上，只按摩上半身就是一个理想的选择。试着让你的手腕伸直，保持放松，观察顾客的反应。如果需要的话，可以调整压力。

精油

对老年人有用的精油有：
○ 玫瑰，拥有平复和提振的特性，可以帮助放松，缓解焦虑。
○ 乳香，提升能量，增强注意力。
○ 真实薰衣草，促进肌肤健康，唤醒肌肤。

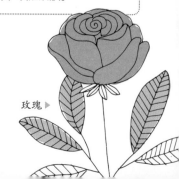

玫瑰 ▶

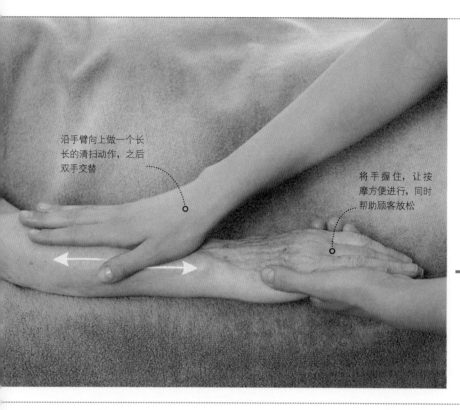

沿手臂向上做一个长长的清扫动作，之后双手交替

将手握住，让按摩方便进行，同时帮助顾客放松

手臂抚摩

◁ 如果你正在进行一个时间较短的按摩，你可能希望主要集中在上半身。在手臂上做长滑抚摩，会让人感觉非常舒适和温暖，有助于恢复活力，强健肌肉。

手部放松按摩

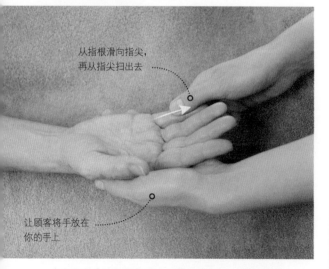

从指根滑向指尖，再从指尖扫出去

让顾客将手放在你的手上

▲ 手是很容易接近的部位，按摩这里会让人感觉非常放松。如果手背的皮肤较薄，血管突出，就将按摩集中在手掌上。先做揉捏，然后依次抚摩每根手指。

面部抚摩

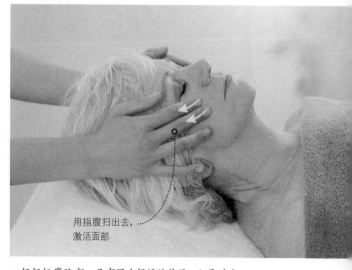

用指腹扫出去，激活面部

▲ 轻轻抚摩脸部，具有强力舒缓的作用，如果对方觉得垫高一点更舒服的话，你可以把床抬高一点。保持力度为轻度，注意脆弱的皮肤。

活动能力降低

　　有很多原因会导致活动能力受到限制，包括残疾以及手术后较长的恢复期。当活动能力降低时，血液循环就会变得迟缓，肌张力也会因为没有得到充分利用而逐渐丧失。按摩是一种刺激组织的有效方法，可以帮助改善血液循环，让肌肉恢复活力，但是不要在手术后立即进行按摩。

使用的基本手法：
○ 旋转法，第76页
○ 滑行轻抚法，第44页

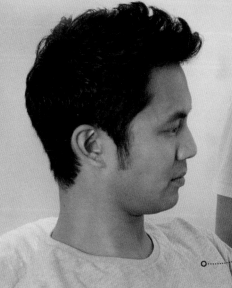

托住手，让它完全放松

按摩时，让顾客处于直立的姿态，不要让呼吸道受限

从肘部开始，引导手臂画小圆，做小旋转动作

┃ 活动关节

▲ 如果一个人长时间坐着不动，比如坐轮椅时，手臂会变得僵硬。让它们做一些被动的小旋转，有助于释放关节中的紧张感，改善肌张力。先抚摩手臂，温暖组织，然后再让手臂朝两个方向分别做旋转，以促进运动，增加运动范围。

精油

对活动能力降低的人群有用的精油：

○ 山鸡椒，可以促进血液循环，有提振的作用。

○ 黑胡椒和迷迭香，可以促进血液循环，清理
阻塞的呼吸道。

迷迭香 ▶

| 刺激组织

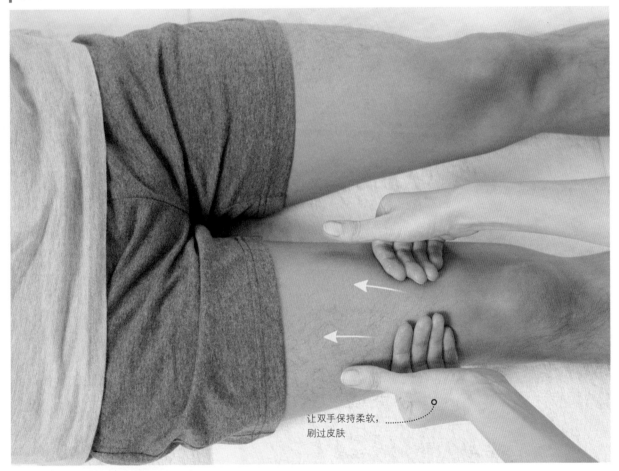

让双手保持柔软，
刷过皮肤

▲ 为了改善血液循环，促进腿部液体的排出，你可以用手背沿着
顾客的大腿做一个"刷皮"的动作。做这个动作不需要用按摩油。
保持力度轻柔，将手指放在大腿上，做小小的刷的动作。可以两
只手一起做，也可以双手交替做。

癌症支持

就像对待任何其他疾病一样，当你给癌症患者按摩的时候，要考虑到他们此时的需求。不要在最近做过手术的部位做按摩，放射疗法后的六周内也不要在受影响的部位做按摩。如果全身按摩太多的话，来一个比较简短的按摩可能更可取。可以集中在四肢和头部，因为温柔地触摸可以帮助患者克服对身体某个部位的负面感觉。混合精油的浓度要低一点（稀释1%，第27页），在有恶心症状时不要用。

使用的基本手法：
○ 滑行轻抚法，第44页
○ 圆形轻抚法，第46页

精油

对癌症患者有用的精油：
○ 柠檬、乳香和玫瑰是提振的精油，可以帮助支持免疫系统。柠檬同时也可抗菌。

◀ 柠檬

舒适的姿势

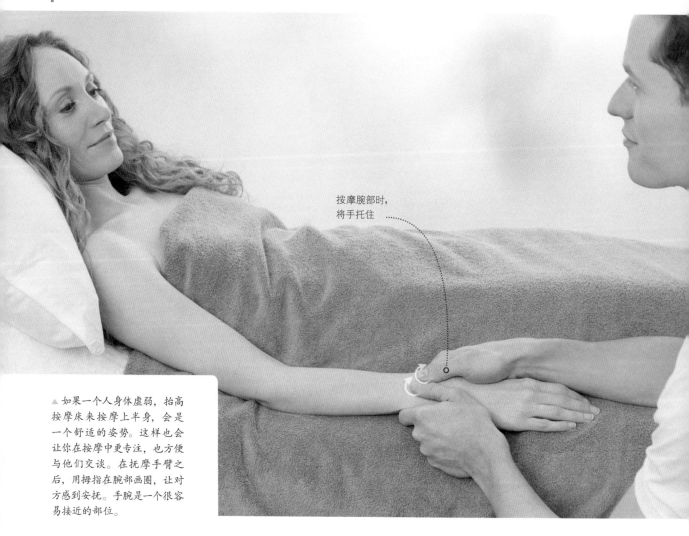

按摩腕部时，将手托住

▲ 如果一个人身体虚弱，抬高按摩床来按摩上半身，会是一个舒适的姿势。这样也会让你在按摩中更专注，也方便与他们交谈。在抚摩手臂之后，用拇指在腕部画圈，让对方感到安抚。手腕是一个很容易接近的部位。

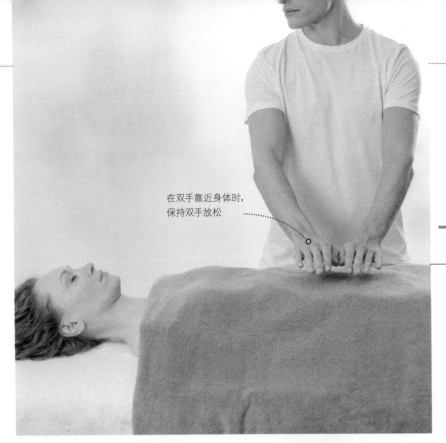

在双手靠近身体时，
保持双手放松

— 能量触摸

1

如果顾客在手术中失去了某个部位，隔着毛巾做轻轻地接触，可以帮助他们与身体的这个部位重新建立联结，让这个部位再次感到舒适。做这个操作时，要很小心。首先，在进行任何接触之前，让你的手悬放于该区域来感觉能量。

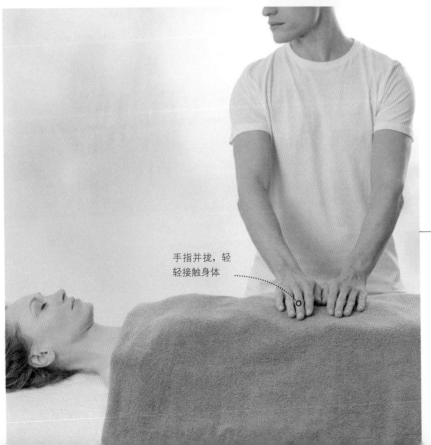

2

手指并拢，轻轻接触身体

慢慢地，让双手下降，放在身体上。这里不要施加压力，只是做一个轻轻的、温暖的触摸。身体站直，这样你就不会把身体的重量带入动作中，让你的大腿靠在沙发上。看着顾客，观察顾客的呼吸是如何放松的。

词汇表

按压法（Acupressure）一种沿着穴位施加深沉、稳固压力的有效刺激手法，有助于放松肌肉，释放能量。

芳香疗法（Aromatherapy）利用芳香植物提取物如精油达到疗愈的目的一种方法。

自主神经系统（Autonomic nervous system）人体中不自觉地调节内部功能的那部分，由交感神经系统、副交感神经系统和肠神经系统组成。

阿育吠陀疗法（Ayurveda）一种印度传统的整体治疗系统，认为健康与幸福取决于身心灵的平衡状态。

生物动力按摩（Biodynamic massage）按摩的心理治疗形式，涉及个人身体、情感、智力和精神各方面的整合。

软骨（Cartilage）一种结实而有弹性的结缔组织，可见于人类关节或者其他位置，如鼻子、喉咙和耳朵。

脉轮（Chakras）精神力量或能量的中心，帮助调节人体的所有活动。从解剖学上讲，它们与内分泌腺或神经丛连接。

对侧的（Contralateral）表示或者涉及身体的另一侧。

深层组织按摩（Deep tissue massage）一种按摩疗法，通过缓慢而有力地抚摩和按压，着重于调整肌肉层和结缔组织层。

轻抚（Effleurage）指的是一种轻柔的滑动动作，可以放松身体和软组织。

精油（Essential oil）一种浓缩的挥发油，通过蒸馏或者压榨的方式，从植物原料中提取而得。

筋膜（Fascia）连接、包覆、稳固并分隔肌肉、神经、血管及其他内部器官的结缔组织。

摩擦抚摩法（Friction strokes）在肌肉上用力做摩擦动作，以分解疤痕组织，促进血液流动。

整体疗法（Holistic）一种着眼于人体整体而非单个症状的疗法。

热石疗法（Hot stone therapy）一种古老的疗法，用加热的扁平石头来按摩身体，促进深度放松。

过度活动（Hypermobile）关节的活动超出常规的活动范围。

附着点（Insertion point）附着于肌肉的一个点，更多的运动将由此产生。

不随意肌（Involuntary muscle）可以在无意识控制的情况下收缩的肌肉。

同侧的（Ipsilateral）属于或发生在身体的同一侧。

韧带（Ligaments）一束坚韧而有弹性的结缔组织，用于将一块骨骼与其相邻的骨骼连接起来。

淋巴系统（Lymphatic system）身体内的导管网络，淋巴液经由这个网络从组织中流入血液。

手动淋巴引流（Manual lymphatic drainage）按摩的一种疗法，通过刺激淋巴系统，来促进淋巴流动。

经络（Meridians）根据传统中医（TCM），经络是流经全身的路径。

化痰剂（Mucolytic）一种能溶解浓厚黏液的物质。

肌肉收缩（Muscle contraction）当肌肉收缩时，可能导致长度改变，如变短或变长，也可能导致产生张力，但长度保持不变。

肌能疗法（Muscle energy technique, MET）是一种手工疗法，利用肌肉自身的能量，以温和收缩的形式来放松并拉长肌肉。

触诊（Palpation）用触觉对身体组织进行物理性检查。

副交感神经系统（Parasympathetic nervous system）神经系统的一部分，可以在身体休息和恢复的时候，无意识地控制身体。

叩击法（Percussion）一种按摩手法，快速地反复击打身体。

压捏法（Petrissage）一种对肌肉施以挤压、滚动和揉捏动作的按摩手法。

光毒性（Phototoxicity）在一些精油中含有能够增强皮肤对阳光反应的化合物，让皮肤更有可能被晒黑、晒伤。

脉冲（Pulsing）见晃动法。

反射疗法（Reflexology）一种按摩体系，以在脚部、手部和头部存在与身体的各个部位相连的反射点为理论基础。

晃动法（Rocking）按照一个有规律的节奏，轻柔地摇晃身体，让身体呈现出一种有节奏的晃动。脉冲使用的也是这种手法。

Sen通道（Sen channels）在泰式按摩中，能量绕全身流过的通道。

日式指压法（Shiatsu）在日语中的意思是"手指压力"。还包括了基于针刺疗法原理的身体治疗，使用的手法有揉捏、按压、轻抚、轻拍和拉伸。

骨骼肌（Skeletal muscle）与骨骼相连的肌肉，构成了力学系统的一部分，可以移动四肢及身体的其他部位。

静压（Static pressure）按摩师在一个特定的点施加压力，无须其他动作。

瑞典式按摩（Swedish massage）发展于瑞典，被称为"经典"按摩，采用了有助于疗愈的按摩手法，如轻抚、压捏、振动、摩擦和叩抚。

交感神经系统（Sympathetic nervous system）自主神经系统的一部分，控制非自愿反应，并负责身体的"战斗、逃跑或冻结"反应。

叩抚法（Tapotement）见叩击法。

肌腱（Tendons）连接肌肉和骨骼的弹力束带，由强健的胶原组织构成。

组织（Tissues）生物的一部分，由相似的细胞组成的，且具有特定的功能。

激痛点疗法（Trigger point therapy）指对疼痛的肌肉组织施加压力，以缓解身体其他部位的疼痛及功能障碍。

激痛点（Trigger points）存在于骨骼肌筋膜中的一个超敏感的点。

振动按摩（Vibration massage）用手或手指进行的一种细微而轻柔的颤抖运动。振动的按摩动作也会振动下层的组织。这种手法可用于刺激身体的软组织。

随意肌（Voluntary muscle）可以有意识控制的肌肉，通常附着在骨骼上。

资源表

芳香疗法
Aromatherapy Trade Council (ATC)
www.a-t-c.org.uk
关于精油的信息。

The International Federation of Professional Aromatherapists (IFPA)
www.ifparoma.org
合格执业者登记表。

Neal's Yard Remedies
www.nealsyardremedies.com
精油供应商，芳香疗法及按摩培训。

按摩资讯及课程
Massage Training Institute
www.massagetraining.co.uk
关于课程及受训执业者的信息。

London School of Massage
www.londonschoolofmassage.co.uk
关于系列课程的信息。

Association of Physical & Natural Therapists
www.apnt.org
关于系列课程的信息。

Complementary Therapists Association
www.ctha.com
关于按摩及芳香疗法课程的信息。

The Institute for Soft Tissue Therapists
www.theisrm.com
关于软组织治疗/运动按摩课程的信息。

National Association of Myofascial Trigger Point Therapists
www.myofascialtherapy.org
触发点疗法专业按摩师协会。

The School of Thai Yoga Massage
www.thaiyogamassage.co.uk
关于传统泰式按摩的课程。

Shiatsu Society UK
www.shiatsusociety.org
关于日式指压按摩课程及执业者的信息。

Association of Biodynamic Massage Therapists
www.abmt.org.uk
关于生物动力按摩治疗、课程及执业者的信息。

Vodder School of Manual Lymphatic Drainage
www.vodder-school.co.uk
代表手动淋巴引流（MLD）沃德博士学院的英国MLD执业者的组织。关于课程的信息。

Ayurveda Institute UK
www.ayurvedainstitute.co.uk
关于阿育吠陀疗法的执业资源，以及关于课程的信息。

The Association of Traditional Chinese Medicine & Acupuncture UK
www.atcm.co.uk
中医执业的自律监管机构；中医资源及课程信息。

The Association of Reflexologists
www.aor.org.uk
关于反射疗法及课程的信息。

International Institute of Reflexology
www.reflexology-uk.net
关于反射疗法课程及执业者的资源和信息。

索引

致谢

Victoria Plum在此致谢如下：

首先，我要感谢Robert Tisserand。在很多方面，他是英系芳香疗法之父及早期代表。正是因为受到了罗伯特的影响，我才开始接触精油，并通过使用精油，发现了触摸的力量。之后，我的朋友，也是我的同事，在按摩课上任教的Elaine Tomkins，不断地给我灵感。关于这种疗法，我们做了很多深入的知识性对话，让我得以继续成长。最重要的是，要感谢我的客户。这么多年来，他们一直在帮助我，为展示了我不知道的东西，让我能够学习，变得更好。还有我的学生们，能够提出一些我无法回答的问题，激励着我不断超越。

完成这本书是一个很棒的挑战：当我们在工作室一起工作时，Claire Cross会问我，我在做什么？为什么要这样做？或者是看着照片和文稿，让我回过头再问自己那些有用的问题，使得我对这项工作的激情和决心得以增强。Louise Brigenshaw完成了将静态照片转化为动态运动的挑战。最后，Nigel Wright和Julie Stewart是一组令人愉快的搭档，他们工作严肃认真，同时却也给工作室带来了很多乐趣。

DK致谢：

感谢本书作者在整个过程中贡献的专业知识与指导，以及以下执业者的宝贵支持与指导：Emma Bond, Lisa Gwilliam, Simon Heale, Dee Jones, Jo Kellet, Esther Mason, Susan Mumford, Louise Robinson, Noriko Sakura, 和Yunfeng Wu。

摄影助理 Julie Stewart
摄影协调员 Janice Browne
化妆师 Victoria Barnes
插图 Ryn Frank
插图及设计 Vanessa Hamilton
校对 Claire Wedderburn-Maxwell
索引 Hilary Bird

非常感谢我们的模特：

承蒙Source Models的帮助：Lauren Clements-Hill, Hayley Thomas, Mei-Li Burnside, Louise Barton, Martin Mednidrov, Colin Lee, Stephanie Warren, Suzi Langhorne, Charles Ruhrmund。

承蒙Elliot Brown Agency的帮助：Fiona Pemberton, Natalie Gayle, Janine Craig。

承蒙IMM Agency的帮助：Ava Jones, Daniel Carr。

承蒙Beautiful Bumps的帮助：Tessa和Lewis Poon。

免责声明

尽管本书传达的信息已经过仔细核查，但出版商及本书作者不负责为读者个人提供健康建议。因此，对于读者因采纳任何本书的建议或使用本书中的信息而受到的伤害或损失，出版商及作者均不承担任何责任。所有按摩参与者必须对自身的健康和安全负责，必要时应进行专业培训。如果你或他人，有任何健康问题或身体状况，在进行本书所述的任何活动之前，应向医生咨询或建议他人向医生咨询。当涉及减少受伤的风险时，这里的信息不能代替权威意见，你必须谨慎。在没有咨询或建议他人咨询合格医生之前，不要尝试自我诊断或自我治疗严重的或长期的病症。

精油含有天然的化学成分，具有疗愈功效，应慎重对待。在没有寻求专业意见之前，如果你正在进行一系列的医学治疗，就不要使用精油。在怀孕期间使用精油前，请咨询有资质的芳疗师。出版商及本书作者都不对精油的任何不良反应负责，使用精油的风险需由读者个人全权承担。